301 医院营养专家

抗癌防癌饮食一本通

刘英华　张新胜 /主编

编委（按姓氏拼音排序）

曹菊阳

耿琳娜（邯郸市第一医院）

蒋鸿琳

康健（解放军163医院）

孔爱景

李惠子（火箭军总医院）

李溪雅

李心洁（海南医学院第一附属医院）

刘钊

刘英华

欧阳红

彭燕（北京市房山区良乡医院）

徐庆

杨雪艳

张新胜

张永

赵林远（漯河市中心医院）

赵晓

赵休畅

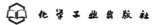
化学工业出版社

·北　京·

图书在版编目（CIP）数据

301医院营养专家：抗癌防癌饮食一本通/刘英华，
张新胜主编 . —北京：化学工业出版社，2017.5（2024.10重印）
　ISBN 978-7-122-29492-0

　Ⅰ.①3… 　Ⅱ.①刘…②张… 　Ⅲ.①癌-食物疗法
Ⅳ.①R247.1

　中国版本图书馆CIP数据核字（2017）第075611号

责任编辑：傅四周 　　　　　　　　　　　装帧设计：尹琳琳
责任校对：边　涛

出版发行：化学工业出版社（北京市东城区青年湖南街13号　邮政编码100011）
印　　装：大厂回族自治县聚鑫印刷有限责任公司
710mm×1000mm　1/16　印张11　字数192千字　2024年10月北京第1版第11次印刷

购书咨询：010-64518888 　　　　　　　　售后服务：010-64518899
网　　址：http://www.cip.com.cn
凡购买本书，如有缺损质量问题，本社销售中心负责调换。

定　　价：35.00元

301医院营养专家：抗癌防癌饮食一本通 **前言**

近年来，中国癌症发病率和死亡率持续攀升，据报道平均每分钟就有6人被确诊为癌症，可以说人们已经谈癌色变，这给社会及家庭造成极大的疾病负担。癌症已经成为危害健康和死亡的重要原因。虽然癌症的原因尚未完全阐明，但研究资料表明：约有35%的肿瘤主要与经常吸烟、饮用过量烈性酒有关，包括部分肺癌、口腔癌、食管癌及膀胱癌；约有45%的肿瘤与营养因素有关，如高脂饮食、某些微量元素的缺乏、膳食纤维摄入不足等，结肠癌、胃癌、乳腺癌、前列腺癌等肿瘤的发生与这些因素密切相关。通过合理饮食，可以减少1/3的肿瘤发生；通过减少吸烟、不喝烈性酒，可使肿瘤再减少1/3。在癌症的发生中，饮食因素占有非常重要的作用。合理的饮食指导和积极的体能锻炼，保证良好心态，是降低肿瘤发病率的有效方法之一。

国内营养调查资料显示，癌症患者伴有营养不良的占40%～80%，其中约20%会直接死于营养不良。癌症患者营养不良发病率高、影响严重、治疗困难，往往导致患者生存期短，不能耐受放疗、化疗及手术，治疗的并发症或毒副反应更多。因此，科学合理的饮食与营养不仅对于预防肿瘤的发生至关重要，而且对已确诊癌症患者的康复也起着重要的作用。并且食物中某些营养素还具有抗氧化、抑制肿瘤细胞增生、刺激人体产生干扰素等功能，强化补充这些营养素有利于促进癌症患者的治疗和康复。

不管是癌症的预防，还是放化疗以及肿瘤术后等治疗过程，营养都是不可忽视的重要方面。良好的饮食习惯、计划会使患者感觉良好，保持体力和能量，维持体重和营养素的储存，对相关治疗所致的副作用有更好的耐受性，降低感染的风险，更快更好地愈合和康复。

全书总共8章，分别介绍了癌症的基础知识、营养素与癌症的关系、癌症的预防、营养治疗，以及癌症治疗相关并发症的营养支持、营养治疗的误区等。笔者用浅显易懂的语言，让患者及家属学懂会用，也鼓励相关医务工作者参阅。衷心感谢诸位作者的辛苦付出以及化学工业出版社的大力支持。受时间和水平所限，本书难免存在一些不足之处，随着肿瘤营养学研究的深入，也必然会出现一些知识需要更新，请广大读者批评指正。

刘英华

2017年4月30日

Chapter

第一章
认识癌症，切莫谈癌色变
1 ———————————

第一节　癌细胞的起源　/ 2
第二节　癌症形成的诱因　/ 2
第三节　肿瘤类型和分期　/ 5
第四节　癌症的治疗方法　/ 6
第五节　癌症复发和转移　/ 11

Chapter

第二章
营养素和癌症的关系
14 ———————————

第一节　能量和癌症　/ 15
第二节　碳水化合物和癌症　/ 16
第三节　脂肪和癌症　/ 17
第四节　蛋白质和癌症　/ 18
第五节　矿物质和癌症　/ 19
第六节　维生素和癌症　/ 21
第七节　膳食纤维和癌症　/ 23
第八节　植物化学物和癌症　/ 24
第九节　癌症对营养素代谢的影响　/ 25

Chapter

第三章
癌症的预防
28 ———————————

第一节　避免摄入食源性致癌化学物　/ 29
第二节　减少增加癌症发生风险的食物摄入　/ 30

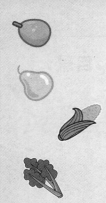

contents

第三节　食物中有哪些抗癌成分　/ 32

第四节　防癌的明星食物　/ 34

第五节　防癌膳食模式推荐　/ 36

第六节　养成良好饮食习惯　/ 38

第七节　加强运动　/ 41

第八节　调整心态、降低压力　/ 43

第九节　防癌新建议　/ 44

Chapter

第四章

癌症的营养治疗

47

第一节　癌症治疗你准备好了吗　/ 48

第二节　认识癌症的营养治疗　/ 51

第三节　哪些人需要营养治疗　/ 52

第四节　常见癌症的营养治疗　/ 55

第五节　治疗期间的营养治疗　/ 75

Chapter

第五章

癌症相关并发症的
营养调理

80

第一节　贫血的营养调理　/ 81

第二节　白细胞减少的营养调理　/ 82

第三节　免疫力低下的营养调理　/ 84

第四节　食欲缺乏、厌食的营养调理　/ 85

第五节　恶心、呕吐的营养调理　/ 87

第六节　吞咽困难的营养调理　/ 89

第七节　腹泻的营养调理　/ 90

第八节　便秘的营养调理　/ 93

第九节　乏力的营养调理　/ 95

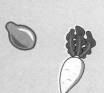

第十节　体重下降的营养调理 / 96

第十一节　味觉或嗅觉改变的营养调理 / 96

第十二节　抑郁的营养调理 / 97

Chapter

第六章

癌症的营养康复
99 ───────

第一节　康复期的饮食原则 / 100

第二节　康复期的食物选择 / 102

第三节　康复期的膳食模式 / 106

第四节　康复期的生活习惯 / 109

第五节　如何选择营养补充剂 / 114

第六节　如何选择保健品 / 116

第七节　康复期的心理调整 / 122

第八节　康复期的运动计划 / 125

Chapter

第七章

走出癌症营养防治的误区
129 ───────

误区一　癌症是无法预防的 / 130

误区二　常吃碱性食品，预防癌症发生 / 132

误区三　癌症晚期，治疗没有意义 / 132

误区四　天天吃抗癌食物，就能远离癌症 / 134

误区五　是癌治不好，治了也白治 / 135

误区六　迷信偏方，放弃常规治疗 / 136

误区七　手术切除肿瘤之后癌症即痊愈 / 137

误区八　癌症常规治疗都不见效，营养治疗
更无效 / 139

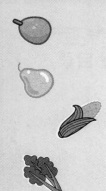

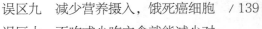

误区九　减少营养摄入，饿死癌细胞 / 139

误区十　不吃或少吃主食就能减少对
癌细胞的供能 / 140

误区十一　食用大量补品有利于癌症
患者康复 / 141

误区十二　可以放弃正规治疗，尝试广告
宣传的新疗法和新药 / 142

误区十三　癌症患者多喝汤才能补充营养 / 143

误区十四　癌症患者，治疗饮酒两不误 / 144

误区十五　癌症患者要多休息，少运动 / 145

误区十六　癌症患者不可能回归社会 / 146

Chapter

第八章
癌症食谱举例及制作
148

第一节　防癌食谱 / 149

第二节　癌症患者治疗期间饮食 / 153

第三节　癌症康复期食谱 / 154

第四节　食物的选择和加工 / 159

第五节　科学烹调 / 162

附录
164

附录一　增加癌症发生风险的食物 / 165

附录二　防治癌症相关营养素 / 166

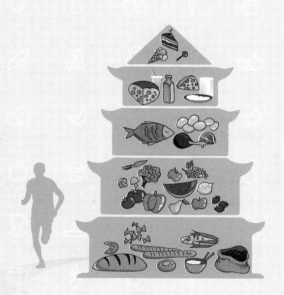

第一章

认识癌症，切莫谈癌色变

癌细胞的起源

　　癌细胞是从哪里来的呢？目前有两种说法，一是认为来源于去分化的体细胞，二是认为来源于干细胞。虽然在某些低等动物中已分化的细胞可以去分化，但是在哺乳动物中通常已分化的细胞不再具备自我更新能力，即使发生突变也只是功能异常而不至于转化，而干细胞是一直存在的，并不断更新，突变更容易在干细胞中累积，所以现在普遍倾向于认为癌细胞来源于恶性干细胞。

　　什么是干细胞呢？干细胞是体内具有定向分化能力和分裂能力的细胞，如骨髓细胞可以分化出各种血细胞。癌细胞和干细胞有很多相似之处，如均有自我更新和无限增殖的能力；较高的端粒酶活性；相同的调节自我更新的信号转导途径。某些信号通路的异常表达可诱发癌症的产生。

　　癌细胞的形成往往涉及多个基因的突变，因而是一个渐进的复杂过程。多次突变形成癌细胞的异质性，其中少量的细胞具有很强的增殖能力，被称为肿瘤干细胞。

　　当前癌症治疗的目的是尽可能杀死所有癌细胞，认为每个癌细胞都有无限增殖能力，如果肿瘤体积缩小认为治疗方案有效。但实际上大部分肿瘤经过一段时间缓解期后又复发。根据干细胞理论，这种传统的治疗方法并没有将肿瘤干细胞完全杀死，仍具有无限增殖能力。越来越多的学者提出肿瘤治疗应该针对肿瘤干细胞，即使肿瘤体积没有缩小，但由于其他细胞增殖能力有限，肿瘤也将逐渐退化萎缩，也许未来通过肿瘤干细胞人类能够真正治愈肿瘤。

癌症形成的诱因

　　人类肿瘤约80%是由于与外界致癌物质接触而引起的，根据致癌物的性质可将其分为化学、生物和物理致癌物三大类。

一、化学致癌物

化学致癌物按化学结构可分为以下几类。

① 亚硝胺类，这是一类致癌性较强，能引起动物多种癌症的化学致癌物质。在变质的蔬菜及食品中含量较高，能引起消化系统、肾脏等多种器官的肿瘤。

② 多环芳香烃类，这类致癌物以苯并芘为代表，将它涂抹在动物皮肤上，可引起皮肤癌，皮下注射则可诱发肉瘤。这类物质广泛存在于沥青、汽车废气、煤烟、香烟及熏制食品中。

③ 芳香胺类，如乙萘胺、联苯胺、4-氨基联苯等，可诱发泌尿系统的癌症。

④ 烷化剂类，如芥子气、环磷酰胺等，可引起白血病、肺癌、乳腺癌等。

⑤ 氨基偶氮类，如用二甲基氨基偶氮苯（即奶油黄，可将人工奶油染成黄色的染料）掺入饲料中长期喂养大白鼠，可引起肝癌。

⑥ 碱基类似物，如5-溴尿嘧啶、5-氟尿嘧啶、2-氨基腺嘌呤等，由于其结构与正常的碱基相似，进入细胞能替代正常的碱基掺入到DNA链中而干扰DNA复制合成。

⑦ 氯乙烯。目前应用最广的一种塑料聚氯乙烯，由氯乙烯单体聚合而成。大鼠长期吸入氯乙烯气体后，可诱发肺、皮肤及骨等处的肿瘤。通过塑料工厂工人流行病学调查已证实氯乙烯能引起肝血管肉瘤，潜伏期一般在15年以上。

⑧ 某些金属和类金属，如铬、镍、砷等也可致癌。

二、生物致癌因素

生物致癌因素包括病毒、细菌、霉菌等。其中以病毒与人体肿瘤的关系最为重要，研究也最深入。

1. 肿瘤病毒

与人类肿瘤发生关系密切的有逆转录病毒（如T细胞淋巴瘤病毒）、乙型肝炎病毒、乳头状瘤病毒和EB病毒四类病毒。

① 逆转录病毒：引起人类T淋巴细胞白血病的人T淋巴细胞白血病病毒和艾滋病病毒等病毒都属于逆转录病毒。逆转录病毒感染机体后，病毒的遗传信息整合到宿主细胞的染色体中，成为细胞的组成部分，一般情况下受到正常细胞的调节控制，病毒处于静止状态，但受到化学致癌物、射线辐射等因素的作用后，可能被激

活而在体内诱发肿瘤。

② 乙型肝炎病毒：人肝癌细胞DNA中发现有乙肝病毒的碱基序列。体外培养的人肝癌细胞中，可见到乙肝病毒DNA整合到细胞DNA中。乙肝病毒整合到细胞DNA中，能使细胞DNA发生缺失、插入、转位、突变或易位等改变。

③ 乳头状瘤病毒：人乳头瘤状病毒有50余种亚型，与生殖道肿瘤的发生有密切关系，并与口腔、咽、喉、气管等处的乳头状瘤和皮肤疣等良性病变有关。

④ EB病毒：EB病毒是一种疱疹病毒，与儿童的淋巴瘤和成人的鼻咽癌发生有关。

2. 霉菌与肿瘤发生

目前已知有数十种霉菌毒素对动物有致癌性。但除黄曲霉毒素外，对其他毒素的研究都较少。黄曲霉菌广泛存在于污染的食品中，尤以霉变的花生、玉米及谷类含量最多，是已知最强的化学致癌物之一，可诱发肝癌。

三、物理致癌因素

1. 电离辐射

电离辐射可以引起人体各部位发生肿瘤，但据估计在所有肿瘤的总病例数中只占2% ~ 3%。居里夫人的去世，日本原子弹爆炸后引起白血病的发病率增高，都是著名的例子。

放射线引起的肿瘤有白血病、乳腺癌、甲状腺肿瘤、肺癌、骨肿瘤、皮肤癌、多发性骨髓瘤、淋巴瘤等。

2. 紫外线

紫外线照射可引起细胞DNA断裂、交联和染色体畸变，紫外线还可抑制皮肤的免疫功能，使突变细胞容易逃脱机体的免疫监视，这些都有利于皮肤癌和基底细胞癌的发生。近年来由于环境恶化，大气层的臭氧减少，出现地球臭氧空洞，部分地表紫外线的辐照强度急剧增高，其诱发人体皮肤癌的潜在危险性将增加。据估计，大气臭氧减少1%，皮肤癌就要增加2% ~ 6%。

第三节

肿瘤类型和分期

肿瘤分类通常以组织发生为依据，每一类别又按其分化成熟程度及其对机体影响的不同而分为良性和恶性两大类。

肿瘤分期通常只针对于恶性肿瘤。它是一个评价体内恶性肿瘤的数量和位置的过程。肿瘤分期是根据个体内原发肿瘤以及播散程度来描述恶性肿瘤的严重程度和受累范围。

国际上广泛采用TNM分期系统（表1-1）。TNM分期系统是基于肿瘤的范围（"T"是肿瘤一词英文"Tumor"的首字母）、淋巴结播散情况（"N"是淋巴结一词英文"Node"的首字母）以及是否存在转移（"M"是转移一词英文"Metastasis"的首字母）。

表1-1 TNM分期系统

分期符号	临床意义
TX	原发肿瘤的情况无法评估
T0	没有证据说明存在原发肿瘤
Tis	早期肿瘤没有播散至相邻组织
T1-4	大小和/或原发肿瘤的范围
NX	区域淋巴结情况无法评估
N0	没有区域淋巴结受累（淋巴结未发现肿瘤）
M0	没有远处转移（肿瘤没有播散至体内其他部分）
M1	有远处转移（肿瘤播散至体内其他部分）

每一种恶性肿瘤的TNM分期系统各不相同，因此TNM分期中字母和数字的含义在不同肿瘤所代表的意思不同。在TNM分期中，T、N、M确定后就可以得出相应的总的分期，即Ⅰ期，Ⅱ期，Ⅲ期，Ⅳ期等。有时候也会与字母组合细分为Ⅱa或Ⅲb等等。Ⅰ期的肿瘤通常是相对早期的肿瘤有着较好的预后。分期越高意味着肿瘤进展程度越高。

第四节

癌症的治疗方法

一、手术治疗

癌症外科手术包括以下几类。

1.根治性手术

手术中把肿瘤及其转移的淋巴结一起整块切除。施行这种手术的条件是：①要求病期较早；②要看肿瘤的具体位置。如大肠癌，可允许广泛的组织切除而很少影响患者以后的生活质量；而脑肿瘤则手术切除的范围非常有限，因切除范围过大会造成严重的后果。

2.减瘤手术

肿瘤向远处转移和扩散，但原发肿瘤尚可以切除时，手术切除原发肿瘤，以减轻全身症状，提高机体免疫功能，也有利于其他治疗（如化疗、放疗等）的作用发挥。但应用时应根据患者的具体情况而定。如大肠癌已有肝或肺转移时，手术切除原发癌既无多大困难又无多大危险，这时应争取手术。如原发性肺癌已有骨转移时，手术创伤大、危险大，且术后对生活质量的影响严重，则手术就得不偿失了。

3.修复性手术

临床上有些手术对患者的创伤大，对形体美的破坏性严重，随着医学科学的发展，对其已有很多补救性手术，如乳腺癌切除术后乳房重建，头面部肿瘤切除后自体组织修复，直肠癌切除的原位肛门重建术等。从肿瘤治疗的角度上看，此类手术属于"锦上添花"的范畴，因此对于这类手术的效果要求较高，故应严格掌握适应证。

4.预防性手术

临床上某些手术还应用于肿瘤的预防。如有些先天性或后天性病变，在发展到一定程度时可能恶变，如能及时做手术治疗，则可能预防癌症的发生。如家族性结肠息肉病的肿瘤或肠切除术等。

5.姑息性减症手术

部分肿瘤虽已不能手术切除或手术切除的意义不大，但出现了严重的威胁生命的并发症（如晚期胃肠道癌大出血、梗阻），也通过手术的方法解除直接威胁生命的并发症。手术的目的是减轻患者的痛苦，提高患者的生活质量，延长患者的生命。

6.诊断性或分期性手术

临床上，大部分肿瘤经过医生的检查以及X线、B超、CT、磁共振、内镜、穿刺细胞学检查等，可做出较准确的诊断，但仍有一部分肿瘤手术前难以确诊或难以准确分期，需要通过手术探查或取出部分或全部肿瘤作病理检查，如乳腺肿块的定性诊断或腹腔恶性淋巴瘤的分期性诊断。临床对这类带有诊断目的或分期目的而施行的手术称为诊断性或分期性手术。

二、化学治疗

化学治疗（简称化疗）是用化学合成药物来治疗恶性肿瘤。目前，有大约十多种恶性肿瘤在一定条件下已可用药物治疗。因此，化疗已经从一般的姑息性治疗逐步向根治性治疗的方向迈进。从药物杀灭肿瘤细胞的特点来看，抗肿瘤药可以分为3种类型。

① 细胞周期非特异性药物，对处在增殖状态和休止状态的细胞都有杀灭作用，如盐酸氮芥、环磷酰胺、放线菌素D、普卡霉素等。

② 细胞周期特异性药物，对进入增殖周期内各个阶段（或时相）的肿瘤细胞都有杀灭作用，而对未进入增殖周期的肿瘤细胞不起作用，如甲氨蝶呤、氟尿嘧啶、6-巯基嘌呤等。

③ 时相特异性药物，只杀灭细胞增殖周期中某一时相的瘤细胞，如选择性地对S期或M期细胞起作用，主要有阿糖胞苷、羟基脲、长春碱、长春新碱等。

三、放射治疗

放射治疗（简称放疗）通常有以下4种方法。

① 外照射。从距体外一定距离来照射人体的某一个部分。过去对深部内脏的肿瘤都采用深部 X 线治疗机照射。近 30 多年来 ^{60}Co 远距离治疗机应用越来越广，因为它可以比深部 X 线治疗机使深部肿瘤受到更大的剂量照射，而皮肤反应却较轻。近年来，电子感应加速器和电子直线加速器已被普遍应用。

② 腔内照射。将放射性核素如镭、钴等制成针、棒、球等不同形状，然后盛在特制容器内，置留于患者的体腔中，如阴道、子宫腔、鼻咽腔及食管内做治疗。

③ 体内照射。人体某些器官对某一种放射性核素有选择性的吸收和蓄积作用，因而可以把合适的放射性核素经口或通过注射的方法，让患者摄入体内某一特定的器官，使该部位受到照射。例如 ^{131}I 在衰变过程中可产生 β 射线和 γ 射线，当它被甲状腺滤泡状癌吸收后，能在体内照射以杀灭癌细胞，而不吸收 ^{131}I 的其他类型甲状腺癌不宜用该疗法。

④ 敷贴照射。将放射性核素做成敷贴器，直接贴在肿瘤表面做照射。例如用 ^{32}P 的化合物，使吸墨纸或过滤纸吸收之后，贴在血管瘤的表面，或用盛有镭的容器来敷贴，都能使某些皮肤血管瘤消退。

四、免疫疗法

肿瘤免疫治疗是通过调动机体的免疫系统，增强肿瘤微环境抗肿瘤免疫力，从而控制和杀伤肿瘤细胞。主要包括非特异性免疫刺激、免疫检验点单抗、过继细胞回输、单克隆 T 细胞受体疗法、CD47 单抗、肿瘤疫苗等。

1. 非特异性免疫刺激

此类疗法的机制是通过刺激 T 细胞或抗原呈递细胞来加强抗原呈递过程，此外抑制免疫调节 T 细胞也能够增强 T 细胞活性。此类疗法于 20 世纪 70 年代兴起，但由于治疗时间长、毒性和治疗肿瘤范围限制导致应用受限。

2. 免疫检验点单抗

20 世纪末随着对抗原呈递过程研究的深入，研究表明主动免疫治疗是激活自身的免疫系统 T 细胞或抗原呈递细胞来识别杀伤肿瘤细胞。通过结合正向共刺激因子的激动剂，或结合负向共刺激因子的抑制剂达到提高对肿瘤的免疫杀伤作用。

3.过继细胞回输

过继细胞疗法主要包括肿瘤浸润淋巴细胞疗法、T细胞受体疗法和嵌合抗原受体修饰的T细胞疗法。

① 肿瘤浸润淋巴细胞疗法：从患者体内取出肿瘤组织，分离出其中的T细胞加入白介素-2后扩增T细胞，然后回输体内扩大免疫应答，多联合化疗使用。

② T细胞受体疗法：提取患者外周血中的普通T细胞，通过病毒载体引入新的基因，使其表达能够识别癌细胞抗原的T细胞受体以及一些免疫因子，从而激活引导T细胞寻找杀死癌细胞。

③ 嵌合抗原受体修饰的T细胞疗法：该疗法与T细胞受体疗法原理相似，只是将识别癌细胞的T细胞受体换成类似于抗体的抗原受体，在受体另一端嵌合激活T细胞的元件，并在嵌合蛋白中引入多个共刺激分子，使得T细胞的生存能力、增殖能力、记忆效应增强，从而激活、引导T细胞寻找和杀死癌细胞。

4.单克隆T细胞受体疗法

单克隆T细胞受体疗法，是将能够识别肿瘤细胞表面和细胞内的单克隆T细胞受体与能够激活T细胞的抗体连接到一起，患者输入这种药物后就能激活、引导T细胞寻找和杀死癌细胞。

5.CD47单抗——阻断吞噬细胞"别吃我"通路

CD47单抗通过解除肿瘤对吞噬细胞的逃避作用，增强吞噬细胞对肿瘤的杀伤作用。研究发现，抗CD47抗体能减轻淋巴瘤负担，提高存活率；如果和利妥昔单抗一起使用，则能治愈淋巴瘤。

6.肿瘤疫苗

肿瘤疫苗的作用机制是，在呈递细胞存在下通过肿瘤抗原刺激体内T细胞从而"驯化"其对肿瘤产生免疫杀伤作用。

五、造血干细胞疗法

1.适应证

造血干细胞移植迄今仍然是一种高风险治疗方法，目前主要用于恶性血液疾病的治疗，如慢性粒细胞白血病、急性髓细胞白血病、急性淋巴细胞白血病、非霍奇金淋巴瘤、霍奇金淋巴瘤、多发性骨髓瘤、骨髓增生异常综合征等。

2. 分类

① 按照采集造血干细胞的来源不同分为骨髓移植、脐血移植、外周血造血干细胞移植等。

② 按照供体与受体的关系分为自体骨髓移植／脐血移植／外周血造血干细胞移植、异体骨髓移植／脐血移植／外周血造血干细胞移植。异体移植又称异基因移植，当供者是同卵双生供者时，又称同基因移植。

③ 根据供者与受者人类白细胞抗原配型相合程度，异体骨髓移植／脐血移植／外周血造血干细胞移植分为人类白细胞抗原全相合移植、不全相合移植、单倍体相合移植。

④ 根据供者与受者的血缘关系分为血缘相关移植、非血缘移植（即骨髓库来源供者）。

⑤ 根据移植前的预处理方案强度可分为清髓性造血干细胞移植和非清髓性造血干细胞移植（减低预处理剂量的造血干细胞移植）。

一般根据患者的疾病种类、疾病状态和预后、人类白细胞抗原配型结果及供者年龄等因素综合考虑来选择造血干细胞移植方式。

3. 人类白细胞抗原配型与造血干细胞移植

骨髓移植成败的关键之一是人类白细胞抗原配型问题，如果骨髓供者与患者（受者）的人类白细胞抗原不相合，便可能发生严重的排异反应，甚至危及患者的生命。父母和子女之间均为人类白细胞抗原半相合或单倍体相合，而子女之间1/4为全相合，1/2之间为半相合，1/4之间为不相合。目前人类白细胞抗原配型在同胞之间人类白细胞抗原全相合为首选。在无关人群之间，人类白细胞抗原相合的比例很低，通常只有数千分之一到数万分之一，需要建立供者人类白细胞抗原资料库，在大量的供者中去寻找。

六、营养疗法

肿瘤营养疗法是计划、实施并评价营养干预，以治疗肿瘤及其并发症或身体状况，从而改善肿瘤患者预后的过程，包括营养筛查／评估、营养干预、疗效评价

（包括随访）三个阶段。肿瘤营养疗法是与手术、化疗、放疗、靶向治疗等肿瘤基本治疗方法并重的另外一种治疗方法，它贯穿于肿瘤治疗的全过程，融汇于其他治疗方法之中。营养疗法是在营养支持的基础上发展起来的，当营养支持不仅仅是补充营养素不足，而是被赋予治疗营养不良、调节代谢、调理免疫等使命时，营养支持则升华为营养治疗。作为一种治疗手段，肿瘤营养疗法的兴起得益于肿瘤营养学的发展，后者是应用营养学的理论与方法，进行肿瘤预防及治疗的一门新兴交叉学科。它以肿瘤为研究对象，以代谢和营养为研究内容，以肿瘤的营养预防、营养治疗为切入点，以降低肿瘤发病率、延长生存时间、提高生存质量为目的。

七、精准疗法

恶性肿瘤的精准治疗是基因水平的治疗手段，具体实施步骤有基因测序、建立基因大数据库、精准的药物靶向治疗。肿瘤精准治疗相当于"打靶"的过程，"子弹"即为治疗中使用的靶向药物；"靶标"则指癌细胞中特异的基因突变，应用现代遗传技术、分子影像技术、生物信息技术，结合患者生活环境和临床数据，实现精准的疾病分类和诊断，制订具有个性化的疾病预防和诊疗方案。

现如今，由于高通量测序技术的快速发展，我们能够对肿瘤的整个基因组进行细致的分析，测序成本的迅速下降也使得测序技术能够为普通患者准确判读体内独有的基因突变情况，分析患者对于特定抗癌药物的敏感性，使普通肿瘤患者也能得到更好的治疗。

第五节

癌症复发和转移

复发，是指疾病经治疗以后，病情已得到临床控制，过一段时间以后，又重新出现原来的疾病。复发通常出现在原来的部位。转移是指在疾病开始或治疗过程中，在原发病灶以外的部位出现性质相同的病变。转移可以在紧邻原发部位或远离原发部位发生，有些转移也属于复发，转移和复发有时有相同或相似的意义。总的说来，防止癌症复发和转移要贯穿在预防、诊断、治疗和康复（三级预防）整个过程的始终。

首先，要有防癌意识。只有不患癌症才不会有癌症的复发和转移。否则，即

11

使将肿瘤完全消灭以后还可能在别的部位长出新的肿瘤来。就像土壤和杂草的关系一样。

其次，要养成定时检查身体的良好习惯。不要等到感觉明显不舒服以后再去检查，癌症早期大多没有任何症状和体征，自己几乎没有办法发现。临床上，大多数的早期癌症都是体检而非自己发现的。早期癌症才容易治愈，不容易复发和转移。疾病越晚，发生转移和复发的可能性越大。遗憾的是，癌症被确诊时有60%以上已经有了不同程度的转移。

再次，早期发现以后要及早诊断和及早治疗。要避免两种错误的思想和行为。一是早期癌症大多不痒不痛，不引起重视，不继续检查和正规治疗，以致延误病情，早期拖成晚期。二是自己没有主张，病急乱投医，听信非专业人员不负责任的建议，东奔西跑，找这个游医戳一下，找那个江湖郎中敷点草药，甚至随便让非正规肿瘤外科医生做手术，这是非常危险的，很容易导致肿瘤细胞扩散。

最后，就是要到正规医院进行正规的治疗。虽然，目前还没有哪一家医院敢保证把所有癌症患者都治愈，但可以说，治愈了的癌症患者中至少99%是正规医院治愈的。只有最大限度地减少癌细胞和保护好正常组织，才有可能治愈而且不复发。同样是正规医院，正规治疗和非正规治疗有着很大差别。例如，乳腺癌单纯肿瘤切除术复发率几乎100%，而正规的单纯乳腺癌根治术或改良根治术复发率可以降低到50%左右，复发时间也后延，手术并发症和危险也小得多。

经过初步正规治疗以后的癌症患者又如何预防复发和转移呢？这可能是大家更加关心的问题。

第一，在治疗前要由有经验的包括外科专家、放疗专家、内科专家、中医药肿瘤专家在内的专家组进行会诊讨论，制订详细的、完整的、系统的、科学的治疗方案，而避免：外科医生只信任手术刀，碰到任何患者都先做手术；放疗医生只信任放射线，碰到任何患者都先做放疗；内科医生则只信任药物，碰到任何患者都先做化疗，或先吃两个月中药。显然，只有到综合性的专科医院才有条件做到这一点。在这里要提醒各位朋友，在决定自己或亲戚朋友治疗方案时要多问一问，想一想，不要贸然从事。

第二，要完成治疗计划。手术、放疗、化疗、免疫和中医药治疗是目前常用的有效办法，但没有任何一种治疗方法单用就可以保证治愈癌症，绝大多数都需要综合治疗。不要认为已经做了手术，甚至还是根治术就万事大吉。例如，直肠癌根治术后，如果不做放疗，1年以内50%复发，3年复发率75%，术后放疗可以使复发率降低；肺癌单纯手术治疗，5年生存率只有5%～8%，而在根治术后做放疗，5

年生存率可以达到35%。可见，术后放疗可以大大降低复发率，提高生存率。当然，也不是放疗以后就可以高枕无忧，有些患者手术或放疗以前已经有远处转移，只是当时转移肿瘤很小，一般的检查发现不了，即所谓亚临床灶。所以，有些患者手术和放疗以后还要继续化疗，以杀灭亚临床灶。消灭亚临床灶是防止肿瘤复发和转移的重要手段，也是手术以后还要做放化疗的重要原因。中医药治疗是降低患者手术和放化疗毒副作用、提高生活质量、防止复发和转移的重要手段，但除非病情太过晚期，一般不宜单独应用。

第三，治疗以后要定期进行复查。恶性肿瘤患者在治疗后的任何阶段都有可能复发和转移，因此定期检查可以及时发现，并采取治疗措施，防止病情进一步恶化。

第四，要保持乐观的心态，加强营养和体育锻炼。研究证明，乐观的心态、良好的营养和适当的体育锻炼有利于保持人的免疫功能处于最佳状态，充分发挥抗癌活性，加速康复和防止复发。

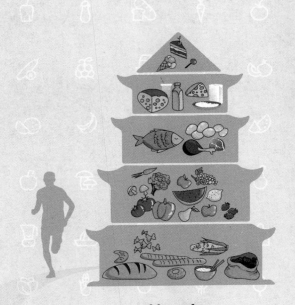

第二章

营养素和癌症的关系

癌症的形成是多因素相互作用、相互影响导致的，包括遗传、环境和精神心理因素等。80%的癌症是由于不良的生活方式和环境因素所引起。膳食行为和结构对人体健康有着长期、循序渐进的影响和调节作用，膳食摄入的营养素也与癌症的启动、促进和进展密不可分。癌症的病因至今尚未清楚，但国内外学者认为某些营养素的缺乏、过多或不平衡与癌症的发生有着重要的关系。食物中既有抑癌因素，也有促癌成分，某些营养素可抑制癌细胞的生长、诱导细胞分化、抑制癌基因的表达等。所以说，日常膳食中要注意合理的饮食行为和膳食模式，对预防癌症，改善机体营养状况和免疫力，促进疾病转归有很重要的作用。

营养素与癌症的发生发展有着重要的关系。热能是反映碳水化合物、脂肪和蛋白质三大营养素的间接指标。动物实验表明，限制进食量的动物，比自由进食的动物自发性癌症发病率低，癌症发生潜伏期延长。不限制能量的摄入，但强迫动物运动以促进总能量的消耗，也可以抑制化学致癌物对实验动物的致癌作用。但在社会经济条件较差及生活水平较低的人群中，胃癌的死亡率较高。因为总能量减少，反映了食物摄入量的减少，蛋白质和其他营养素的摄入也相应减少，会影响人体的免疫力，增加癌症发生的风险。因此，能量摄入不足或过多，都可能影响癌症的发病进程。老年人和癌症患者在限制能量摄入的同时，应注意蛋白质、维生素和矿物质的补充。

第一节

能量和癌症

一、低体重与癌症

国内研究发现，低体重可增加男性胃癌和肝癌的发病风险。能量摄入状况引起身体质量指数（BMI）变化与胃癌的发病风险相互影响，胃部的癌前病变可影响饮食，导致能量摄入不足而出现体重降低。能量摄入不均衡与肝癌的发病呈"U"形相关，低体重或超重、肥胖均可增加肝癌发病风险。按乙型肝炎病毒（HBV）感染分层，可见低体重在男性HBsAg阳性者中显著增加肝癌的发病风险，可能是低体重营养状态导致机体免疫力降低。

二、超重、肥胖与癌症

能量摄入过多会直接导致肥胖。众所周知，肥胖是心血管疾病和糖尿病的重要危险因素，但肥胖能增加某些癌症的发病风险鲜为人知，包括乳腺癌、肾癌、卵巢癌、食管癌、胰腺癌、前列腺癌、肝癌、结肠癌、黑色素瘤等。美国临床肿瘤协会（ASCO）指出，肥胖正在快速代替烟草成为首个可预防的癌症发病因素。在美国，大概有90万例癌症患者的死亡是可以通过维持正常体重来预防的。代谢减肥手术可以持续减轻体重，最近研究也显示，通过代谢手术成功减肥能降低癌症的发病率和死亡率，尤其是女性患者。这也阐明了肥胖和癌症之间的因果关系。

由此可见，合理控制热量的摄入，均衡饮食，达到稳定的BMI值，才能更好地防治癌症。特别要注意的是控制体重，避免体重过轻的营养不良状况和超重、肥胖等增加癌症罹患的风险。

第二节

碳水化合物和癌症

碳水化合物是我国居民最主要的膳食能量来源，包括淀粉、糖和非淀粉多糖。高淀粉摄入人群胃癌和食管癌的发病率较高，人们饮食中摄入较多淀粉类的主食时，往往蛋白质的摄入量就会减少。国外还有研究发现精制糖吃得很多，结肠癌和乳腺癌的危险性就会增加。

碳水化合物中还有一类物质与癌症的关系更被人们所关注，那就是膳食纤维。膳食纤维包括纤维素、半纤维素、果胶质、木质素等，它们可以稀释致癌物的浓度，促进肠蠕动，促使有害物质排出，调节肠道微生态等，具有独特的防癌功效，特别是针对消化道肿瘤。食物中缺少膳食纤维是近年来糖尿病、心脑血管病和癌症愈来愈多的原因之一。因此鼓励多吃糙米、粗面和杂粮，甚至吃些麦麸和糠，提倡粗细粮搭配。

第三节

脂肪和癌症

作为三大产能营养素之一，脂肪除了供给人体能量外，还提供必需脂肪酸。然而，脂肪摄入过多，不仅会导致肥胖，产生多种慢性病，还可能增加患癌症的风险。有人用雌激素喂养大鼠，结果使75%的大鼠得了乳腺肿瘤。如果在饲料中增加大量脂肪（棉籽油），则相同剂量的雌激素可使92% ~ 100%的大鼠患乳腺肿瘤。实验还发现，即使不给致癌物只给脂肪含量高的食物，也可以使小鼠发生自发性乳腺癌。除了乳腺癌，饮食中脂肪摄入过多还可以导致结肠癌、前列腺癌、卵巢癌等的发生。

为何过多的脂肪会促进某些癌症的发生呢？比如乳腺癌，其病因之一与女性内分泌失衡有关。乳腺的生长发育、分泌乳汁的功能受雌激素、孕激素等影响，摄入过多的脂肪能促进体内形成较多的雌激素，从而导致乳腺癌的发病率升高。人体为了消化过多的脂肪，不得不分泌更多的胆汁酸以助消化。高脂饮食引起肠道菌群失调，肠腔内厌氧细菌的数量增加，胆汁酸在其作用下的代谢产物能促进结肠癌的发生。

除了脂肪摄入量以外，癌症的发生还与脂肪的种类有关，食用过多的动物肉类、动物油等饱和脂肪酸能增加罹患癌症的风险，而经常食用植物油、鱼肉等富含不饱和脂肪酸的食物则能降低癌症的发病率。在多不饱和脂肪酸中最重要的是 ω-3和 ω-6系列，两者在肿瘤发生和发展中的作用并不同。ω-3多不饱和脂肪酸有抗癌及诱导癌细胞凋亡的作用，可抑制乳腺癌的发生，阻止结肠癌的发展。而 ω-6多不饱和脂肪酸则促进癌症发生和癌细胞的生长，二者对癌症发生的影响作用正好相反。近年来，ω-3多不饱和脂肪酸被作为药理营养素用于癌症患者的营养支持治疗中，不仅提供能量，在免疫调节上也起到了很好的疗效。因此，目前在癌症患者的肠外营养支持治疗中常常运用到鱼油（富含 ω-3多不饱和脂肪酸）。

第四节

蛋白质和癌症

蛋白质是构成人体组织、调节各种生理功能不可缺少的物质，并作为主要产能物质提供能量。癌症患者体内由于大量炎性因子的作用会导致能量营养素代谢异常。当蛋白质代谢异常时，骨骼肌及内脏蛋白质大量分解、消耗，导致机体呈现负氮平衡、低蛋白血症、骨骼肌萎缩等。不仅人体本身需要蛋白质提供能量和营养，癌细胞的生长也依赖人体摄入的营养素，蛋白质摄入过低或过高都会促进癌症的发生。蛋白质与癌症的关系较为复杂，一般认为摄入过多的动物蛋白能增加癌症的发生风险，而植物蛋白能降低癌症的发生风险。因此癌症患者在补充优质蛋白质的同时，要注意食物多样化，食用大豆类等优质植物蛋白也是必不可少的。

一、摄入过低与癌症

调查表明，食管癌和胃癌患者发病前蛋白质的摄入量较正常人群低。日本的研究报告则指出，经常饮两瓶牛奶的人较不饮牛奶的人胃癌发病率低，这是由于牛奶酪蛋白对胃内致癌物亚硝胺合成有抑制作用。我国居民膳食中常食用豆制品，经常食用大豆制品者胃癌的相对危险度低于不常食用者，而经常饮豆浆者相对危险度更低，因为大豆中不仅含丰富的蛋白质，还含有抑癌物质——大豆异黄酮。它对激素相关性肿瘤如乳腺癌、前列腺癌等作用明显，对非激素相关性肿瘤也有预防或拮抗作用。

二、摄入过高与癌症

既然蛋白质有抗癌作用，那是不是吃得越多越好呢？答案并不是。动物蛋白食用过多，常伴随脂肪的摄入量增加，容易引起结肠癌。即使脂肪吃得并不多，但仅仅蛋白质食用过多亦会增加癌症的发病率。过多的牛肉、猪肉等红肉类可增加乳腺癌的发病风险。蛋白质摄入量过低，易引起食管癌和胃癌；蛋白质摄入量过高，易引起结肠癌、乳腺癌和胰腺癌。因此，蛋白质的摄入应当适量，包括瘦肉、奶、蛋类等。一般成年人蛋白质的摄入量占总热量的10%～12%，即每日摄入

60 ～ 70克为宜。

三、蛋白质、氨基酸与抗癌治疗

谷氨酰胺被认为是维持正常消化道功能与生长的必需氨基酸，作为免疫营养素被广泛地运用到癌症化疗患者的临床营养支持中，用以保护肠道，增强肠道功能。补充外源性谷氨酰胺不仅可以抑制化疗后癌细胞的增殖和侵袭性，改善化疗后的细胞免疫功能抑制，还能与化疗药物协同作用，减轻化疗给患者带来不良反应，提高生存率。

许多癌细胞系的生长完全依赖于蛋氨酸（人体必需氨基酸），而人体正常细胞对蛋氨酸的依赖性则相对较少。临床上使用的平衡氨基酸在改善消化道癌症患者营养状况的同时，亦可能促进癌细胞的生长。而去蛋氨酸的不平衡氨基酸，则会抑制癌细胞生长。

短期热量和蛋白质限制摄入可对神经胶质瘤化疗毒性起部分保护作用，但不可延缓病程发展。值得注意的是，高蛋白饮食可以逆转短期限制热量摄入的作用。也就是说，蛋白质过低可能无法为癌症患者提供足够的营养，并且可能降低抵抗力，延缓病情的好转，但是食用过量也可能促进癌细胞的生长，对患者身体恢复造成负担。因此在控制蛋白质摄入的癌症治疗中，还是应该综合考虑各种营养素与疾病的关系。

第五节

矿物质和癌症

矿物质中与癌症有关的元素很多，特别是微量元素更是人们所关注的。比如，常量元素钙有预防消化道肿瘤的作用；微量元素硒有防癌作用；而镍、铬有促癌作用，土壤和水中的镍含量越高，胃癌死亡率越高，镍还有促鼻咽癌发生的作用。职业性接触铬化物，肺癌发生率会上升。高碘摄入可能会增加甲状腺癌的患病风险。

一、钠

钠盐吃多了，容易引起高血压和癌症。长期摄入大量腌制食品和高盐食品，会增加胃癌和结直肠癌发生的危险性。腌制食品中含有大量的亚硝酸盐，亚硝酸盐过量食用会在人体内形成亚硝胺，亚硝胺已被确定为一种较强的致癌物。因此，大家要注意控制食盐摄入量，平时要少食用腌制食品及熏烤食物，尤其是烧焦的动物性食物，这对预防癌症的发生有重要作用。

二、钙

钙主要来源于奶类、虾皮、海产品、芝麻酱、豆类和鸡蛋等食物中。钙有抑制脂质过氧化的作用。它能与胆汁酸在肠内结合，抑制胆汁酸对肠黏膜的损伤和由胆汁酸引起的增生和致癌作用。多食用含钙高的食品被认为具有预防结直肠癌的作用。在我国膳食中常易缺乏钙，因此增加钙的摄入对防癌更有实际意义。

三、锌

锌主要来源于红肉类、贝类海产品和动物内脏，是目前确认的15种微量元素中生理功能最多的一种元素。饮食中缺锌或过量都会降低机体的免疫功能。锌能减少氧化应激，增强免疫功能，从而预防癌症发生。实验表明，锌缺乏会增加食管上皮细胞的增殖，增加N-亚硝胺诱导的食管癌的发病风险。锌作为机体的重要抗氧化剂，对DNA氧化损伤有防护作用。血清锌降低是癌症发病初期的一个临床特征，缺锌干扰免疫监视功能，进而成为癌症的重要促发因素。然而，锌摄入量过多，可能与食管癌、胃癌有关。

四、硒

硒是人体必需的微量元素，具有很强的抗氧化作用，防癌作用比较肯定。食物中的含硒量随地域而不同，土壤和植物中的硒含量、人体硒的摄入量、血清硒的水平与许多癌症如前列腺癌、乳腺癌、卵巢癌、白血病、肠癌、食管癌、胃癌和肝癌的死亡率呈负相关。缺硒可导致结直肠癌和前列腺癌的发病率上升。海产品和动物内脏中富含硒。因此在日常饮食中，大家要注意食物多样化，特别是在山区和丘陵等硒较缺乏的地区的人们，应多吃些海产品，如鱼子酱、海参、牡蛎等。

五、铁

一般都知道，缺铁会导致贫血。除此之外，缺铁还会影响人体正常的免疫功能。但是，铁摄入过量可能促使癌变。铁参与癌细胞增殖，与过氧化物反应引起

DNA的氧化损伤从而引发癌症。铁过量损伤的主要器官是肝脏，可引起肝癌。饮食中过多的铁可能增加肠癌和肝癌的危险性，还与食管、肺、膀胱等多种器官的癌症有关。所以大家平日里补铁的时候，一定要注意不要盲目乱补，缺乏、过量都不好。有缺铁性贫血的患者，最好在医生的指导下补充铁剂。

六、镁

镁主要来源于绿色蔬菜、谷类、肉类和饮用水。土壤和水源中含镁越多，胃癌的发病率越低。饮用含镁较高的水可减少肝癌的发生。饮食中多吃含镁较高的食物还可以降低结直肠癌的发病风险。相反地，镁缺乏将明显增加癌基因易感性，也就是说，缺镁人群不容易抵御癌症。其实在日常饮食中，大家只要注意不偏食，不挑食，一般不会缺镁的。

第六节
维生素和癌症

维生素防癌的作用研究已广泛地应用到临床中。较肯定的是维生素A类、维生素C和维生素E与癌症均有关系。目前发现维生素D、维生素B_2、维生素B_6、维生素B_{12}和叶酸等也有防癌的作用，胃癌患者可见血和组织中的叶酸及B族维生素降低。

一、维生素A类

维生素A类包括维生素A和类胡萝卜素。类胡萝卜素又包括β-胡萝卜素、叶黄素、番茄红素、玉米红素等，其中β-胡萝卜素是食物中含量最多的类胡萝卜素。维生素A类与癌症关系密切，饮食中摄入丰富的维生素A可以预防如肺癌、胃癌、食管癌、膀胱癌、结肠癌等多种癌症，还可以降低这些癌症患者的死亡率。维生素A可以抑制癌细胞增殖，促进其凋亡，因此可以作为癌症化学预防的首要参选剂。食物中维生素A含量最多的食品是动物肝脏、鸡蛋和奶类，黄绿色的新鲜蔬菜和水果中也含有较丰富的维生素A和β-胡萝卜素。但要注意，维生素A过量会引起中毒，所以不能盲目补充维生素A的保健品，膳食中也不要大量只食用含维生素A丰富的食物，一般保持适当的摄入量就可以。

二、维生素C

维生素C是一种较好的抗氧化剂，能清除体内的自由基，提高机体免疫力，还能够干扰癌细胞生长，诱导癌细胞凋亡，并对抗多种致癌物质。多吃富含维生素C的食物，对预防多种癌症、降低癌症患者病死率具有一定的作用。例如，维生素C是胃癌的化学预防因子，较高的维生素C摄入还可降低胰腺癌、食管癌、肺癌、喉癌和宫颈癌等的发生率。人体中对维生素C较敏感的有淋巴瘤细胞、神经胶质瘤细胞、卵巢癌细胞、膀胱癌细胞、乳腺癌细胞和肺癌细胞等。并且，由于维生素C是水溶性维生素，在体内能通过尿液排出，不易储存，因此不容易引起过量中毒。维生素C主要来源于新鲜的蔬菜和水果，如西红柿、黄瓜、圆白菜、油菜、鲜枣、苦瓜、柑橘、柿子椒、猕猴桃等食物。在日常饮食中，多吃含维生素C较多的食物，对改善免疫功能，预防癌症有很好的帮助。

三、维生素E

维生素E几乎成了人们口中美容养颜的代名词了。维生素E确实是天然的抗氧化剂，能够清除自由基，保持细胞膜的稳定性，起到抗氧化的作用。此外，维生素E还能抑制癌细胞、提高人体的免疫力，从而预防癌症。维生素E在预防乳腺癌、肺癌、前列腺癌和结肠癌方面有一定的作用，血清中维生素E水平的下降与食管癌和胃癌的危险性增加相关。补充维生素E能降低前列腺癌的发生率和死亡率。联合服用β-胡萝卜素和硒后，胃癌的发生率降低。

四、维生素D

与其他维生素不一样的是，维生素D可由人体合成，其本质被认为是一种激素。医务工作者常说，多晒太阳能补充维生素D，因为维生素D能通过紫外线照射在皮肤合成。维生素D具有多种生理学作用，对许多组织和器官功能都能产生影响，包括肌肉功能、骨质合成、胰岛素敏感性、免疫活性、神经认知和心理健康等。所以维生素D缺乏或不足和许多临床症状都有关，这些关联对癌症患者尤为重要，它们可能会加重由癌症诱发的不适或治疗引起的副作用。

维生素D有防止乳腺癌发生和进展的作用。高纬度地区由于紫外线照射强度较弱，肺癌的发病率较高。体内维生素D水平较高和膳食中维生素D摄入较丰富的癌症患者无复发生存率及总生存率都更长。维生素D不足还是结直肠癌发病原因之一。补充维生素D可降低结肠癌的患病风险。除此之外，维生素D还与其他多种癌症有关，如膀胱癌、子宫内膜癌、卵巢癌、胰腺癌、前列腺癌、睾丸癌、阴道癌、何杰金淋巴瘤和皮肤癌等。除了维生素D缺乏和某些疾病患者或特殊人群（如老人、孕妇）可能需要补充维生素D制剂以外，一般人只要多晒晒太阳，维生素D是不容易缺乏的。

五、B族维生素

现代科学慢慢发现了维生素B_1、维生素B_2、维生素B_6、叶酸和维生素B_{12}和癌症的关系。B族维生素对化学致癌作用的影响较为复杂，例如维生素B_2缺乏时可诱发肝癌和食管癌。维生素B_6缺乏时，可使人体的免疫系统受损，导致一些癌症复发，如乳腺癌。

维生素B_1对维持细胞正常代谢、生长和增殖十分重要。近年来研究发现维生素B_1对癌症具有双重作用。低中剂量维生素B_1促进癌细胞生长，而高剂量补充维生素B_1可抑制癌细胞的生长和增殖并诱导其凋亡，而对正常细胞没有影响。高剂量维生素B_1的抗癌作用具有潜在临床应用价值。

叶酸、维生素B_{12}与多种癌症的发生有关，如胃癌、肝癌、胰腺癌、结直肠癌和乳腺癌等。膳食中缺乏和过量摄入叶酸都可能促进致癌作用，适量补充叶酸可引起结肠的分子环境发生本质的改变，预防肠癌的发生。叶酸补充充足的话对预防乳腺癌也有重要意义，尤其是饮酒妇女。饮食多吃橘子或多种维生素补充剂提高血叶酸和维生素B_6水平可降低乳腺癌的发生风险。长期慢性的叶酸与维生素B_{12}缺乏还与食管鳞状细胞癌和胃贲门腺癌的高发有关。

第七节
膳食纤维和癌症

膳食纤维是碳水化合物中的一种，又区别于传统的碳水化合物。近年来发现膳食纤维具有许多有利于人体健康的生理功能，其中抗肿瘤的作用已被大量研究证实。膳食纤维是不能被人体小肠消化吸收的植物成分，主要来源于食物中的蔬菜、水果、谷物以及大豆等。膳食纤维摄入与乳腺癌、肠癌、胃癌、食管癌、卵巢癌和前列腺癌等癌症有关，多食用膳食纤维对不同癌症具有保护作用，这也和膳食纤维的来源有关。豆类中的膳食纤维可能对预防前列腺癌有一定的帮助，来源于蔬菜及谷物的膳食纤维则可以预防食管腺癌的发生，而来源于蔬菜及豆类的膳食纤维可降低肾细胞癌的发病风险。多吃含膳食纤维丰富的食物还可降低结肠癌的患病风险。每天摄入10克膳食纤维，患结肠癌的风险可下降10%；摄入豆类纤维者，患结肠癌的风险下降37%；一日三餐摄入全谷类纤维者，患结肠癌的风险下降17%。

　　无论是为了预防癌症还是癌症治疗过程中的营养支持，或是改善消化道功能，膳食纤维对保护肠道、提高人体免疫力都具有不可否认的作用。因此我们在日常饮食中，要注意多食全谷物、水果和蔬菜，保证一定的膳食纤维摄入。

第八节

植物化学物和癌症

　　植物化学物主要存在于蔬菜水果中，而这些物质大多有防止人类癌症发生的潜在作用，大约有30余种植物化学物可能降低人群癌症的发病率。常听的大豆异黄酮、β-胡萝卜素、茶多酚等都是植物化学物。不同植物化学提取物包括植物多酚类、多肽类、生物碱、皂苷类、多糖类及维生素类等。富含植物化学物的食物及提取物对结直肠癌、食管癌、肺癌、乳腺癌等多种癌症具有很好的预防作用，能够抑制癌细胞增殖、促进癌细胞凋亡、抑制癌细胞迁移等。下面介绍几种常见的预防癌症具有很好作用的植物化学物。

　　大豆异黄酮是大豆及其制品中的一类黄酮类化合物，属于植物多酚类物质，因其能与雌激素受体结合而发挥微弱的雌激素效应，故称为植物雌激素，它对激素相关的乳腺癌有一定抑制作用。通过多食用富含大豆异黄酮的食物来降低体内类固醇激素水平，预防乳腺癌的发生。

　　茶叶中富含茶多酚，它是能够抑制乳腺癌癌细胞的生长和肿瘤内血管生成和扩散的物质，它还能清除自由基，具有抗氧化作用，能够增强人体的免疫功能。日本的队列研究结果显示，与每天饮茶3杯以下者相比，每天饮茶10杯以上的人患肿瘤的危险性显著下降。

类胡萝卜素包括α-胡萝卜素、β-胡萝卜素、叶黄素、玉米黄素和番茄红素等，在水果和蔬菜中广泛存在，存在于几乎所有的带黄色或红色的水果和蔬菜中。类胡萝卜素也是一类具有抗氧化作用、清除自由基作用的良好营养素，能够抑制细胞增殖，诱导细胞凋亡，因此它被认为具有一定抗癌功效。

近些年来，十字花科植物由于其潜在的抗癌作用，吸引了众多学者的关注。十字花科植物包括西蓝花、卷心菜、花椰菜、甘蓝和芥菜等，这些都是生活中常见的蔬菜。不管吸不吸烟，十字花科蔬菜都可以降低患肺癌的风险。例如，西蓝花可增强呼吸系统的免疫力和对环境致癌物的解毒能力。其他十字花科蔬菜在防癌方面也具有相似的功效。因此要多吃蔬菜，并且种类一定要丰富。

第九节

癌症对营养素代谢的影响

癌症患者营养不良的发生率相当高，后期常表现为恶病质，是很严重的一种状况。癌症患者出现营养不良或恶病质的原因和机制有癌症本身，也有抗癌治疗的原因。癌症条件下糖类、蛋白质、脂肪的代谢明显异常。除此之外，癌症对维生素和矿物质的代谢也会造成一定的影响。

一、对蛋白质代谢的影响

癌症患者蛋白质和氨基酸代谢总体表现为肌肉蛋白质合成减少和分解增加、蛋白质转化率升高、低蛋白血症、氨基酸代谢异常和负氮平衡等。

大多数进展期癌症患者总体蛋白质更新率增加，肌肉蛋白质合成减少，分解率增加，并随病情进展增加更明显。肝蛋白质合成增加，特别是急性期蛋白和纤维蛋白原，而其他肝输出蛋白如血清蛋白降低，出现明显低蛋白血症。低蛋白血症不是由于蛋白质合成减少，而是蛋白质丢失增加引起的。在肺癌、黑素瘤、多发性骨髓瘤、淋巴瘤、卵巢癌、肾癌、胰腺癌、胃肠道癌症患者血清C反应蛋白升高，C反应蛋白浓度与体质量减轻程度、高代谢和厌食症的出现、疾病的复发和生存率的降低有很大的关系。

癌症患者往往蛋白质需要量增加，一般每天为1.5～2.0千克。癌组织对糖的需求量增加，以满足肿瘤细胞旺盛的代谢需求。

二、对脂肪代谢的影响

癌症患者脂肪代谢异常在癌症发生的早期已经存在。癌症状态下脂肪酸是主要的能量物质，即使输入葡萄糖，也不能抑制体内脂肪的持续代谢。

人类癌细胞能自我合成脂肪酸，并且不受正常细胞对脂肪酸合成的调节。恶性肿瘤如乳腺癌、前列腺癌、子宫内膜癌、结肠癌、卵巢癌、膀胱癌等癌组织中，可检测到脂肪酸合成酶高表达，提示细胞内酶转录加快，内源性脂肪酸合成活跃，表明对能量物质和成膜脂质的需求旺盛，与肿瘤的发生、演变、侵袭和预后有关。

三、对糖类的影响

癌症患者葡萄糖的氧化和利用降低，葡萄糖转化增加，胰岛素抵抗和胰岛素分泌相对不足。在有氧条件下癌细胞大量摄取葡萄糖产生乳酸。大多数正常组织在有氧时通过糖的有氧分解获取能量，只有在缺氧时，才进行无氧糖酵解。癌组织则不同，即使在有氧条件下也主要以无氧糖酵解获取能量，癌细胞中约50%的能量来源于糖酵解途径。所以说癌细胞对能量的利用是很高的，这也是癌症患者身体常常会很快地消瘦下去的原因。

癌症患者乳酸水平越高，癌细胞的转移和复发率越高，患者的生存率越低。乳酸、甘油和生糖氨基酸的糖异生作用增加，是癌症患者葡萄糖转化增加的最主要特征，葡萄糖转化增加的量直接受到肿瘤分期、组织类型以及是否存在恶病质等的影响。降低环境葡萄糖浓度对乏氧癌细胞具选择性毒性，可通过提高脂肪能量来源比率（占非蛋白能量50%左右），选择甘油、果糖部分替代葡萄糖，葡萄糖联合适量胰岛素和钾输注等方法进行营养支持治疗。

四、对维生素及矿物质的影响

维生素和矿物质缺乏或过量与癌症的关系是比较明确的，然而反过来，癌症也可以影响维生素和矿物质的合成与代谢。如致癌物可引起人体组织维生素A缺乏。在初始治疗和未缓解的白血病患者体内，维生素C和维生素E明显降低，可能与癌症患者抗病能力下降有关。而几乎所有类型白血病患者的血浆维生素B_{12}均显著增高，可达正常值的3～4倍，但同时外周血白细胞内维生素B_{12}水平均显著降低，未缓解者尤为明显。可能与癌症导致体内维生素B_{12}利用障碍，或血浆中维生素B_{12}

结合蛋白增高有关。

患恶性肿瘤时，一些矿物质的正常代谢亦会受影响。例如，在病理情况下，由于维生素D、甲状旁腺素和降钙素组成的钙调节系统遭到破坏，引起钙代谢的紊乱及异常，尤其在患恶性肿瘤时。多发性骨髓瘤、恶性淋巴瘤或他处肿瘤转移至骨时，由于溶骨作用会引起高钙血症。肿瘤在体内生长过程中，癌细胞产生使血清钙上升的物质。即使没有发生骨转移的恶性肿瘤患者，也会出现高钙血症。

在癌细胞中，铁代谢也发生了一系列的改变，如铁代谢相关的蛋白质分子呈高度表达；转铁蛋白能够调节癌细胞生长；癌细胞中转铁蛋白受体1水平高于正常细胞；摄取铁的速率更快；转铁蛋白受体2在正常细胞中不表达，但常常在癌细胞中表达；许多实体性癌细胞可以合成或分泌铁蛋白；癌症患者常表现为高水平铁调素等。

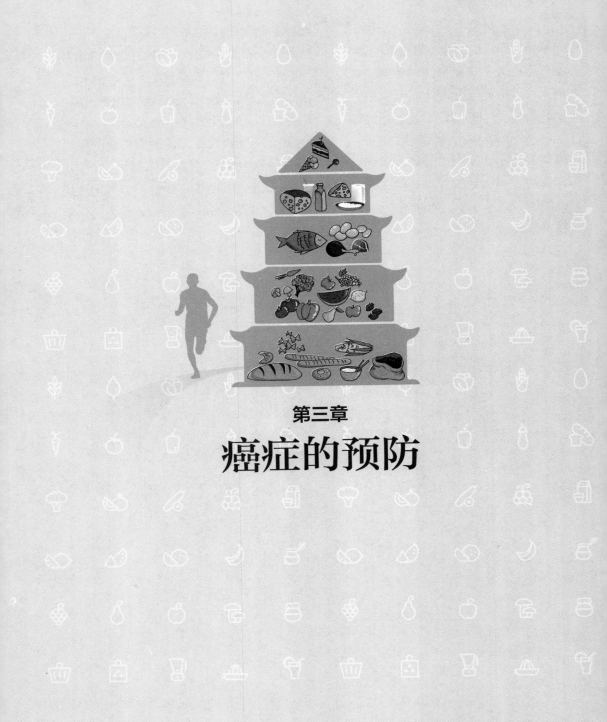

第三章

癌症的预防

第一节

避免摄入食源性致癌化学物

食源性致癌化学物是指食物本身含有、加工运输过程中产生或者被污染了致癌物，通过人们的摄食行为进入人体内达到一定程度可能导致癌症的化学物。生活中食源性致癌化学物的种类繁多，而以下几种在日常生活中经常会接触，大家一定要加以关注。

一、多环芳烃类化合物

多环芳烃的生成主要与有机物在高温条件下不完全燃烧有关。最常见的多环芳烃类化合物是苯并芘，这是一类具有较强致癌作用的食品污染物。食物中多环芳烃和苯并芘的主要来源有：①食物在烘烤或熏制时直接受到污染；②食物成分高温烹调加工时发生热解或热聚反应所形成，这是食品中多环芳烃的主要来源；③植物性食品可吸收土壤、水和大气中污染的多环芳烃；④食品加工中受机油和食品包装材料等的污染；⑤在柏油路上晾晒粮食受到污染等。预防措施：少食油炸、烟熏、烘烤食品。

二、杂环胺

20世纪70年代，日本学者首次证实直接以明火或炭火炙烤的烤鱼具有强致突变性，经研究，发现了杂环胺类化合物。富含蛋白质的鱼、肉类食品在高温烹调过程中燃烧不完全是产生杂环胺的主要原因。膳食杂环胺的污染水平主要受到食品的烹调方式、温度和时间的影响。预防措施：①改变不良的烹调方式和饮食习惯，比如避免烹调温度过高、避免过多食用烧烤煎炸的食物、烹炸的鱼肉表面涂抹淀粉糊、肉类烹调前先用微波预热等；②增加蔬菜水果的摄入量，其中的膳食纤维可以起到吸附杂环胺并降低其活性的作用。

三、N-亚硝基化合物

这是一类具有较强致癌作用的化学物。蔬菜在腌渍过程中，亚硝酸盐含量会明显增高；久存的蔬菜、鱼、肉制品、饮水中亚硝酸盐含量也会明显增高；硝酸盐和亚硝酸盐作为食品添加剂（防腐剂、护色剂）用于肉类食品加工。这些硝酸盐、亚硝酸盐作为前体物质最终合成 N-亚硝基化合物，产生致癌、致畸作用。预防措施：①尽量食用新鲜蔬菜、鱼肉类食物，食物尽量冷藏保存，防止发生霉变；②增加维生素 C、维生素 E 的摄入量；③改进食品加工方法，少采用腌渍、烘烤、油炸的方法处理鱼肉类食物；④少食腌菜，蔬菜腌制要达到 20 天以上，亚硝酸盐才会下降。

四、丙烯酰胺

常在淀粉类食物烘烤过程中产生，如高温加工的薯类和谷类等富含淀粉的食品，包括炸薯条、炸鸡、爆米花、烤焦的饼干和面包等。当加热温度达到 120℃以上时，丙烯酰胺开始产生，在 170℃左右时生成量达到最大。其中以油炸薯类食品产生丙烯酰胺最多，其含量会随油炸加工时间的延长而明显升高。丙烯酰胺的摄入与胃肠道肿瘤、胰腺癌、肺癌的发生均有关。预防措施：注意烹调方式，在煎炸烘烤食品时，避免温度过高、时间过长，提倡采用蒸、煮、煨等烹调方法。

生活中的食源性化学物还有很多，但我们都可以通过合理的选购、健康的烹调方式等避免更多地摄入，真正做到安全又健康。

第二节
减少增加癌症发生风险的食物摄入

几年前，一张《舌尖上的癌症：那些增加或降低肿瘤风险的食物》图谱，在短短几天就被转发近千次。虽然其真实性还有待进一步考究，但可见大众对哪些食物会增加癌症发生风险的关注热度极高。正可谓"病从口入"，只有减少增加癌症发生风险的食物摄入，才能预防癌症的发生，真正做到防患于未然。

一、加工肉类

加工肉类包括各种熏制、腌制、酱制肉类，比如热狗肠、培根、咸牛肉及酸味腊肠等，这些食品可以作为人类品尝的非必需食品，但不可过多食用。熏制食品易被烟熏气体中的致癌物苯并芘污染，而腌制、酱制食品中亚硝酸盐含量极高。多年来，大量的研究结果证实了经加工处理的肉类，与结直肠癌或者肠癌关系密切。

2015年10月26日，WHO（世界卫生组织）旗下的国际癌症研究机构将那些经过加工的肉类（通过腌制、发酵或者熏制等方法令肉质发生改变）列为1A级致癌物质。

二、霉变食品

当食物遭到真菌或微生物污染，食物的理化性质（包括色香味）会发生变化，甚至出现腐败变质，其产生的毒素也会引起中毒并促发癌症。其中广为人知的就是黄曲霉毒素，毒性达到超级毒药"氰化钾"的10倍，小剂量即可引起中毒。黄曲霉毒素是目前公认的最强的化学致癌物质，长期食用含此毒素的食物可诱发癌症，主要是肝癌。而且，黄曲霉毒素的化学性质还非常稳定，只有在280℃以上高温条件下才能被破坏。黄曲霉毒素主要污染粮油及其制品，其中以玉米、花生和棉籽油最易受到污染，其次是稻谷、小麦、大麦、豆类、干果类等。一旦发现霉变，应坚决废弃不食。

三、油炸食品

氢化植物油可以让食物酥脆又耐久放，现在市场上出售的炸鸡、炸薯条、盐酥鸡、油条、经油炸处理的方便面食品或烘培小西点、饼干、派、甜甜圈等，都经常使用这种油脂。据世界卫生组织的报告证实，食品经大于120℃的高温油炸会产生大量的丙烯酰胺，不仅对皮肤和眼睛具有一定的刺激作用，还会经皮肤、呼吸道和消化道吸收影响神经系统，属于2A级致癌物质，应尽量少食。

四、甜品和含糖饮料

人体的能量来源主要是葡萄糖，含糖饮料能提供不少人体所需能量，的确没有证据证明其会引发癌症。但是，值得注意的是，现代人在高脂肪高蛋白质饮食的情况下，一天所需能量已经足够，还要喝大量的含糖饮料，再加上缺乏运动，多余的能量就会导致人体肥胖。而肥胖已经确证能增加食管癌、胰腺癌、肝癌、绝经后乳腺癌、子宫内膜癌和肾癌的风险，还可能增加胆囊癌的风险。所以，绝对不要以为含糖饮料能随意大量饮用。

五、酒精饮料

酒精对肝脏有直接的毒性作用，可干扰脂类、糖类和蛋白质等营养物质的正常代谢，同时也影响肝脏的正常解毒功能。超量饮酒则会增加心血管疾病的风险，并有研究显示，大量饮酒可增加食管癌、肝癌、结直肠癌、乳腺癌等患病风险。

预防癌症，不仅要远离致癌食品，也应该摒弃不良饮食习惯与方式。只有建立均衡合理的膳食模式，饮食运动两手抓，才能将癌症恶魔拒之门外。

第三节

食物中有哪些抗癌成分

癌症是人类的健康杀手，正确的饮食是预防癌症的有效手段之一，人们对防癌食物的关注度始终不减，当下的网络平台或新闻媒体推出的"防癌食物排名榜"也是五花八门。但是，食物能够起到抗肿瘤作用，关键在于其所含的某些微量营养素和植物化学物成分的高低。那么，食物中到底有哪些成分具有抗癌功效，应该如何进行选择？

一、维生素

1.维生素C

维生素C最明显的抗癌作用是降低胃癌的危险。冰岛居民多吃鱼和羊肉等，谷类食物靠进口，蔬菜只有少量土豆，水果极少，过去是胃癌高发国家，而盛产柑橘的美国南方胃癌少。

2.维生素E

关于维生素E对癌症预防作用的报道并不十分一致。但可以明确指出的是，维生素E能和其他抗癌维生素和矿物质，如维生素A、维生素C和硒抗氧化剂配合，可提高机体免疫和清除自由基的能力，任何抗癌饮食都要包括维生素E的摄入量。

3.维生素D

维生素D和钙可降低直肠癌、乳腺癌及前列腺癌等发生率。调查发现膳食维生素D及钙的摄入量与直肠癌呈负相关，其机制可能为钙抑制肠道胆汁酸及其衍生物的促癌作用。

二、微量元素硒

人群流行病学调查发现硒缺乏地区的肿瘤发病率明显增高，有证据表明硒可能预防前列腺癌、胃癌、结肠癌和直肠癌。建议肠胃不好的人多补充含硒丰富的食物，比如芝麻和麦芽。海产品和动物内脏是硒的良好食物来源，如鱼子酱、海参、牡蛎和动物的心、肾、肝等；蔬菜中的大蒜、芦笋中也含有较丰富的硒。

三、膳食纤维

膳食纤维可以预防多种慢性病，且对癌症也有预防作用，尤其是结肠癌和直肠癌，已经获得了较为确切的证据。但是，需要特别指出的是，单纯依赖于膳食纤维而不相应降低脂肪摄入量，其对癌症的预防作用依然有限。膳食纤维主要存在于谷物、薯类、豆类、蔬菜及水果中，建议以各类食物作为膳食纤维的供给来源，而不建议用纯化的多糖、果胶或树胶等作为膳食纤维补充剂来增加每日膳食纤维的摄入量。

四、植物化学物

1.类胡萝卜素

流行病学调查研究显示，摄食深绿色蔬菜水果能降低癌症发病率，其中一个重要原因是蔬果中所含的类胡萝卜素，其可能预防口腔癌、咽癌、喉癌、食管癌和肺癌。类胡萝卜素主要包括胡萝卜素、叶黄素、番茄红素等。其中，胡萝卜素主要来自于橙黄色蔬菜和水果，比如枸杞子、沙棘果、芒果、南瓜等；叶黄素主要来自于深绿色蔬菜，比如芥蓝、绿色花椰菜、菠菜、芦笋等，蛋黄和玉米中也富含叶黄素；而番茄红素则主要来自于番茄，但西瓜、柿子、芒果、柑橘等果实类食物和萝卜、胡萝卜的根部也有分布。

2.植物固醇

植物固醇的显著生物学作用是降低胆固醇。研究表明，其能降低一些癌症如结肠癌、乳腺癌和前列腺癌等的发病风险。植物固醇主要来源于各种植物油、坚果、种子、豆类等，也少量存在于其他植物性食物中。

3. 黄酮类化合物

已有众多研究显示，黄酮类化合物尤其是茶多酚和大豆异黄酮具有抗肿瘤作用。黄酮类化合物主要存在于植物的叶、花、根、茎、果实中，其食物来源包括绿茶、各种有色水果及蔬菜、大豆、巧克力、药食两用植物等。

食物中的抗癌成分还有很多，比如广泛存在于十字花科蔬菜中的芥子油苷、广泛存在于豆科植物中的皂苷类化合物、广泛存在于调料类植物中的萜类化合物等。当然，防癌不能仅指望上述食物，均衡饮食至关重要。根据《中国居民膳食指南》中的建议，成年人每天应吃蔬菜300 ~ 500克，吃多种蔬菜，深色蔬菜至少占一半，每天吃水果200 ~ 400克，通过多样化、均衡的膳食满足营养需要，健康又防癌。

第四节

防癌的明星食物

在这个谈癌色变的时代，如何预防癌症是人人关心的话题。尽管我们每天嚷着要"防癌"，但你可能不知道，最好的防癌明星食物其实就藏在身边。下面，我们将为大家介绍几类美食界的抗癌明星。

一、蔬菜水果

涉及西蓝花、空心菜、番茄、苹果、柑橘、葡萄柚等。与大量补充某种维生素预防癌症的悲观结果相反，蔬菜和水果越来越被证明是多种癌症的保护因素，包括消化道癌、呼吸系统癌以及与内分泌有关的癌（乳腺、胰腺）。其中，蔬菜水果中的防癌营养素主要包括各种类胡萝卜素、维生素C、叶酸及多种植物化学物等。据统计，如果能做到每人每天摄入400 ~ 800克新鲜水果和蔬菜，可使肺癌和胃癌的发生率减少50%。

另外，蔬菜水果中富含的膳食纤维还可以缩短粪便排出的时间，并改善肠道菌群，减少肠道对致癌物的吸收。因此，多吃含高膳食纤维的蔬菜水果可防肠癌。

二、全谷类

涉及糙米、大麦、燕麦、小米等。全谷类较精制谷类含有较多的膳食纤维、多种维生素和矿物质，粮食碾磨越精，营养素丢失越多。研究发现，全谷类可降低胃癌和结肠癌的危险，因此，中国营养学会推荐每日全谷类摄入不低于50 ～ 100克。

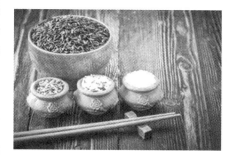

三、豆类

涉及黑豆、黄豆、豌豆、扁豆等。豆类不仅富含优质蛋白，完整的豆类还含有大量的膳食纤维、叶酸及植物固醇等多种生物活性物质，其中有关大豆异黄酮的研究很多。目前研究显示大豆类可预防多种雌激素相关的癌症，如乳腺癌、宫颈癌、胃癌、胰腺癌、结直肠癌等。建议每天摄入30 ～ 50克大豆或相当量的豆制品（以其所提供的蛋白质计，40克大豆分别约相当于200克豆腐、100克豆腐干、800克豆浆）。

四、坚果

涉及杏仁、核桃、松仁、腰果等。虽然没有可靠的流行病学资料支持坚果与癌症的关系，但是理论上果仁和种子还是被认为对防癌有利，因为其富含维生素E、硒及酚类、木酚素等多种生物活性物质，可能有减少乳腺癌和其他多种癌症发生率的作用。

五、葱、姜、蒜

研究分析，大蒜的防癌作用可能与其所含的有机硫化合物有关，也可能与大蒜中的物质可杀死幽门螺杆菌，阻断亚硝酸盐合成，破坏自由基，阻断致癌物作用，诱发癌细胞凋亡等有关。大量实验证明，葱、姜、蒜中的多种化合物有抑制肿瘤生长的作用。

六、其他

涉及菌藻类、海产品等。研究显示蘑菇类含有多糖类食物可抑制癌症发生。而海产品，如海参中含有一种黏多糖，海带中含有褐藻多糖，都具有较强的增强免疫力和抗氧化作用，可以抑制癌症发生。

饮食中既有可能致癌的危险因素，也有许多保护因素。而不同食物的保护作用是不同的，因此关键是在保证平衡膳食的基础上，饮食多样化，多吃含有保护性因素的食物。

第五节
防癌膳食模式推荐

中国医学科学院肿瘤医院、国家癌症中心赫捷院士，全国肿瘤登记中心陈万青教授等于2016年1月25日在影响因子144.8（2015年）的《临床医师癌症杂志》（*CA：A Cancer Journal for Clinicians*）杂志上发表了2015中国癌症统计数据。据报告，中国2015年估计有429.2万例癌症新发病例，281.4万例癌症死亡，相当于平均每天1.2万人新患癌症，7500人死于癌症。这轰动了整个肿瘤学术界，也让普通人谈"癌"色变之心加剧。但其实癌症和其他疾病一样，也是可以预防的。如果群体选择适宜的、多样化和营养平衡的膳食，再加上适度的体力活动和维持适宜的体重，并持之以恒，则可使目前人类癌症减少30% ~ 40%。所以把好饮食关口，选择健康饮食，对于防癌也是至关重要的！

据美国《美国新闻与世界报告》（*U. S. News & World Report*）2015年1月报道，来自饮食、营养、肥胖、心脏病、糖尿病和食物心理学等专业的20余位专家对35种饮食模式进行了评比。DASH饮食模式、地中海饮食模式、TLC饮食模式位列前三甲，它们不仅对体重、糖尿病、心脏病等的管理有益，同样也具有防癌功效。

一、DASH饮食模式

防止高血压的饮食方法（DASH）是一种强调增加蔬菜、水果的低脂、低盐饮食模式。作为最佳健康饮食模式，它不仅对预防高血压有效，同样也是预防肿瘤的推荐模式。

DASH的饮食原则为：①保证足量的蔬菜、水果和低脂奶制品摄入，水果和蔬菜每日

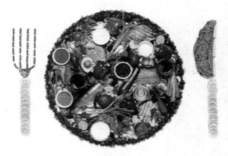

8 ～ 10份，脱脂奶2 ～ 7份；②减少饱和脂肪、胆固醇和反式脂肪酸含量较多食物的摄入；③保证适量的全谷物、鱼、禽肉和干果类食物的摄入；④控制钠、甜食、含糖饮料和红肉的摄入。

1份蔬菜＝500克，1份水果＝200克，1份奶类＝160毫升。

DASH饮食方式，减钠盐是关键，严格要求每人每天食盐摄入量要控制在1.5 ～ 3克，而世界卫生组织要求普通人应限制在3 ～ 5克。

二、地中海饮食模式

"地中海饮食"泛指希腊、西班牙、法国和意大利南部等处于地中海沿岸的南欧各国以蔬菜水果、鱼类、五谷杂粮、豆类和橄榄油为主的饮食模式，其成分特点是高纤维素、高蛋白质、低脂、低热量。

"地中海饮食"可根据中国的地域和民族习惯特点进行些许调整，其基本原则如下：①以使用橄榄油为主，烹饪时用植物油代替动物油及各种人造黄油，尤其推

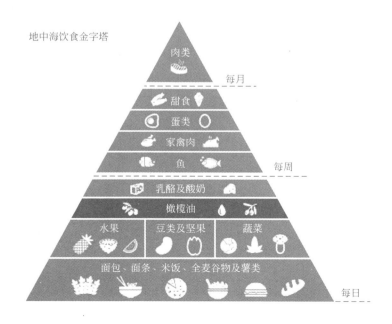

地中海饮食金字塔

荐橄榄油；②每周吃两次鱼虾类或禽类食品，适量增加乳制品摄入，最好选用低脂或脱脂乳制品；③限制红肉摄入，总量以不超过350 ~ 450克为宜，并尽量选择瘦肉；④以种类丰富的植物性食物为基础，包括大量水果、蔬菜、杂粮、豆类、坚果、种子；⑤适量饮用红酒，可选在进餐时饮用，避免空腹饮用。

三、TLC饮食模式

生活方式治疗（TLC）饮食模式是由美国国立卫生研究院的国家胆固醇教育计划（NCEP）推荐的第二步饮食（NCEP step-2饮食）演变而来，能够有效地改善血脂，尤其是降低低密度脂蛋白胆固醇（LDL-c）的水平。

TLC饮食结构如下：①饱和脂肪摄入应不超过全日总能量的7%；②每天摄入胆固醇应不超过200毫克；③钠的摄入每日必须限制在2400毫克或食盐6克；④脂肪摄入在25% ~ 30%，并且脂肪摄入来源主要是不饱和脂肪；⑤倡导能量摄入合理，保持理想体重，但不以减重为目的；⑥饮食干预的同时必须配合体力活动，每日建议至少运动30分钟。

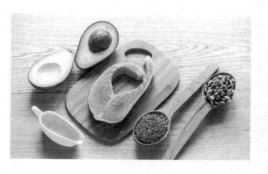

饱和脂肪通常在室温下呈固体状态，其会增加人体的胆固醇水平。而TLC饮食的关键点是减少饱和脂肪的摄入，从而降低胆固醇水平，可以用不饱和脂肪代替饱和脂肪，如橄榄油、茶油、紫苏油、玉米胚油等植物油，沙丁鱼、三文鱼、鲑鱼、海藻等海产品以及核桃、栗子、腰果等坚果类。

所有的抗癌膳食模式都是建立在维护身体健康的基础上，可以根据自身的条件选择不同的模式。膳食对健康的影响是长期的结果，理想膳食模式的形成需要坚持不懈，才能充分体现其对健康的促进作用，对抗癌症的发生。

第六节

养成良好饮食习惯

2016年2月4日是世界癌症日，癌症日的主题是"我们能，我能战胜癌症

（WE CAN，I CAN）"。世界癌症日是由国际抗癌联盟（UICC）于2000年发起的，其宗旨是通过帮助公众消除对癌症的错误认知，引导公众养成健康的生活方式，从而降低癌症发病风险。可见，癌症与饮食习惯密切相关。那么，面对作为世界三大死神之一的癌症，需要培养怎样的饮食习惯来远离它？

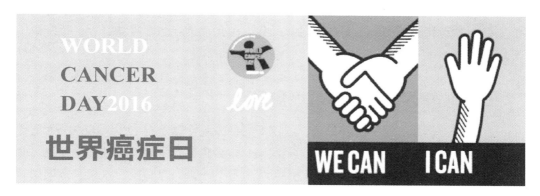

一、食物要现吃现买现做，少储存

食物在温湿的环境下储存时间过长不仅会降低营养成分，还容易发生霉变。霉变的食物会产生大量的毒素，具有显著的致癌性。另外，蔬菜和肉类食品中都含有硝酸盐，放置时间过长会产生大量亚硝胺，是导致胃癌的直接因素。所以，正确的方法是每次少买，购买新鲜蔬菜食物，一定要尽快吃掉，尽量不要储存较长时间，连开水也最好即喝即烧。

二、多食蔬菜水果，保证食物多样化

蔬菜水果可以提供丰富的微量营养素、膳食纤维和植物化学物，不仅能够预防肥胖、慢性病，还能对致癌物质和促癌因子起到一定抑制作用，从而更好地防癌。《中国居民膳食指南》建议：餐餐有蔬菜，保证每天摄入达到300 ～ 500克，深色蔬菜应占1/2；天天吃水果，保证每天摄入达到200 ～ 350克。这个标准其实很好实现，一般人可能不太清楚300克蔬菜有多少，但一般情况下，只要吃一盘菜，就足够有300克蔬菜了。要达到食物多样性，则要保证蔬菜水果品种达到每天4种以上，每周10种以上。做法也很简单，中晚餐每餐至少有两种蔬菜，适合生吃的蔬菜则可以作为饭前饭后的"零食"和"茶点"。水果选择应季水果，变换购买品种即可。

三、饮食清淡，少油少盐

平时进食应以清淡为宜，控制每天食盐用量不超过6g，烹调油控制在30g以内，做到量化用盐用油。日常生活中，烹调方法可以多采用蒸、煮、煨、焖、熘等，享受食物天然的味道，也可选用醋、柠檬汁、香料等调味，替代部分盐和酱油，减少食盐和油的用量。有些食品如面包、鸡蛋在煎炸时，吸油量大，最好少用煎炸的方法。

四、控糖限酒，少吃垃圾食品

含糖饮料是添加糖的主要来源，建议不喝或少喝含糖饮料。少喝的方法就是逐渐减少，或者用其他无糖饮品代替，如饮茶。垃圾食品作为高盐高油高糖食品，同样需要少吃，如炸薯片、炸鸡等，减少此类食品的摄入，以蔬菜、水果、坚果作为日常加餐或零食，也可控制添加糖、盐的摄入。

从营养学的角度看，酒中没有任何营养元素，且有证据显示酒精是促发肝癌的危险因素。此外，酒的能量极高，特别是高度白酒，经常饮酒会造成能量过剩，且会影响食物营养素的吸收，造成营养素缺乏。所以，从健康的考虑出发，男性和女性成年人每日饮酒酒精应该不超过25克和15克。

养生小贴士　　换算成不同酒类，25克酒精相当于啤酒750毫升，葡萄酒250毫升，38°白酒75毫升，高度白酒50毫升；15克酒精相当于啤酒450毫升，葡萄酒150毫升，38°白酒50毫升，高度白酒30毫升。

五、养成良好的行为习惯

除了"吃什么"以外，"怎么吃"对预防癌症来说也是至关重要的。每日三餐定时定量，以吃八分饱为好，切不可暴饮暴食；细嚼慢咽，每口饭咀嚼30次；进食时不参与其他分散注意力的活动，如看电视、阅读报纸等；吃动平衡，坚持日常身体活动。

其实癌症和其他疾病一样，也是可以预防的。遗传基因虽然无法改变，但后天因素是可以避免、可以改变的，如果针对癌症的危险因素进行预防，把一些明确的有致癌性的生活习惯改掉，则完全可以降低癌症的发病率。癌症预防，从养成良好的饮食习惯做起。

第七节

加强运动

《黄帝内经》中说："饮食有节，起居有常，不妄作劳。"中国人的祖先早在西汉时期就认识到了科学饮食、良好生活习惯以及科学运动对维护身体健康的重要性。在这个癌症发病率节节攀升的时代，运动有其不可替代的作用，适量地加强运动的确能够防癌。

首先，经常运动者的免疫功能较好，这是抗癌的第一道防线。研究发现，机体在经常运动的状态下，会增加干扰素的分泌，并且可以增加机体免疫细胞的数量，达到抗病毒和抗癌功效。其次，运动可消耗掉体内多余的脂肪，而脂肪是形成前列腺素、雌性激素的基础，这些激素都与结肠癌、乳腺癌密切相关。再次，人体运动时，吸氧量要比安静时多几倍甚至十几倍，会加快呼吸频率，通过体内细胞的气体交换，可将一些致癌物质排出体外。同时增加机体血液循环的速度，使癌细胞好似湍流溪水中的细沙般不易稳住脚步，而易被免疫系统清除。可见，运动对于防癌、维护健康起着至关重要的作用。

但需要提醒的是，这里指的运动都不是剧烈的超强度运动，而是长期的、有恒的以维持和增强身体适应能力为目的而进行的身体活动。根据《美国肿瘤学会营养与运动预防癌症指南》推荐：

① 成年人应保证每周至少150分钟中等强度或75分钟高强度的运动，或者相当活动量的组合，若均匀分布在整个星期更佳。这种程度的运动已证明对健康有明显的益处，例如可降低早死率和减少各种癌症的发病率或死亡率。

② 儿童和青少年应保证每天至少1小时中等强度或高强度的运动，并保证每周至少3天高强度的体育锻炼。

③ 限制静坐的行为，例如坐、躺、看电视或者其他形式的面对屏幕的娱乐。

④ 在常规活动以外做一些运动，不管强度怎样，都能使身体得到许多益处。

养生小贴士 中等强度身体活动是指需要一些用力但是仍可以在活动时轻松地讲话的活动。如快速行走、跳舞、休闲游泳、打网球、打高尔夫球，或者做家务，像擦桌子、拖地板、手洗大件衣服等。中等运动强度，常以快走作为代表，下限为中速（4千米/小时）步行。高强度身体活动是指需要更多的用力，心跳更快，呼吸急促，如慢跑、健身操、快速蹬车、比赛训练，或者重体力活动，像举重、搬重物或挖掘等。高强度运动适合健康的成年人、有运动习惯的青少年。

中等强度身体活动

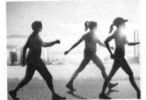
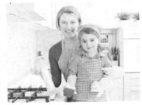
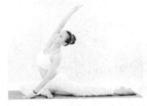

高强度身体活动

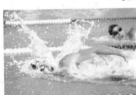
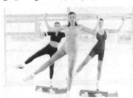
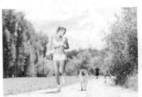

有证据表明，适度地增加身体活动量可以降低癌症发生的危险性。接近或超过每周300分钟中等强度的活动，或每周150分钟高强度的活动可能对抗癌提供额外的保护。因此，每周进行150分钟运动的人应努力争取循序渐进地达到每周300分钟中高强度的运动。

运动对预防癌症和慢性病的益处会使得我们受益一生。因此，在儿童和人生早期形成健康的运动模式是很重要的，而且在任何年龄段增强体力运动都会带来很大的健康益处，包括降低某些癌症发生的风险。

第八节

调整心态、降低压力

近年来，癌症正在逐渐走入大众的生活。癌症防治研究发现，在人群中有一种所谓的"癌症性格"，是指容易罹患癌症的一些性格特征。虽然它并不能直接致癌，却会以一种慢性的持续性的刺激来影响和降低机体免疫力，从而促使癌症发生。精神压力也能致癌，这已经成为当代医学研究的共识，所以，调整心态、降低压力也是防癌的重要因素。

对每个人而言，癌症都是高悬在头上的一把利剑。不过，面对癌症，必须学会改变心态和作为，包括顺其自然和改变自我两个方面。

一方面，学会顺其自然。对癌症顺其自然的态度指的是，每个人都有可能患癌，但并非所有人都会表现出癌症症状和死于癌症。研究发现，如果人们正常生存到老年时期，体内基本上都有或多或少、或大或小的肿瘤。因为随着年龄增长，人的细胞中的DNA复制会出现更多的混乱，基因突变的概率也会增加，容易产生肿瘤。因此，肿瘤是衰老的一种自然体现，在老年时产生肿瘤只要不出现症状，就可以带瘤健康地生存。

另一方面，学会改变自我。当然，面对癌症的顺其自然并不是说不采取积极的方式预防癌症，预防的最重要因素是改变自我。改变自我主要是从不健康的生活方式改为健康的生活方式，如此就能有效避免患癌。生活方式可以归结为吃喝、睡眠、休息、运动、情感或情绪等。那么，可以通过以下方式作出改变。

一、充足睡眠，释放"抗癌因子"

通宵工作会影响正常的生理节奏，干扰机体"抗癌因子"褪黑素的释放，从而导致癌症的发生。美国一项研究发现，每晚睡眠时间小于7小时的女性，患乳腺癌概率增加47%，这是因为睡眠中释放的褪黑素可抑制女性体内雌激素的产生，从而降低乳腺癌的发生风险。因此，保持良好的心态和充足的睡眠也是维持健康的保障。

二、说出或写出你的担忧

与朋友谈心，可以在你孤独无助时帮你释放内心。当遇到的压力不便于向周围的亲人、朋友倾诉，写日记就是一种私密而且有效的方法，将自己作为倾诉的对象，写在日记里面，可以帮助舒缓心情、缓解压力。

三、深呼吸

深呼吸是舒缓压力的最好办法，这个方法也很简单。只要深深地吸气，随着吸气而扩展胸部，然后再慢慢呼气，将体内的浑浊气息排出。呼吸训练可以帮助调节情绪，让身体和心情都自然平静下来。

四、慢节奏

把生活节奏慢下来这也是一种"回归"，更能保持心态平和。慢生活，是一种生活态度，是一种健康的心态，也是一种积极的奋斗，是对人生的高度自信。因此，要适度学会慢生活。学会适度放慢生活和工作的节奏。

五、培养兴趣爱好

重复的生活很容易导致一些不良情绪，这时候就需要及时地培养新的兴趣爱好，如旅行、运动、绘画、听音乐等，以分散注意力，并在这些活动中找到乐趣，从而缓解工作和生活中的压力。

癌症离我们有多远，取决于健康方式离我们有多近。饮食、运动环节固然重要，但心理健康环节也同样必不可少，只有做到全面改善，才能真正做到"越健康，越防癌"。

第九节
防癌新建议

在全面分析了生活方式增加患癌风险的多项研究后，世界癌症研究基金会组织全世界肿瘤研究的权威专家在《食物、营养、身体活动和癌症的预防》中，提出了

10条预防癌症的最新建议，包括针对普通人群的8条建议和针对特殊人群的2条建议，为个人及社区人群提供了科学实用的健康生活方式指导。

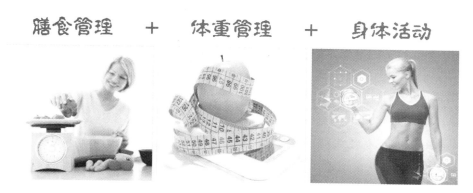

针对普通人群的8条建议如下。

① 维持健康体重，在正常体重范围内尽可能瘦。到21岁时使体重处于正常体质指数（BMI）的低值（即18.5），21岁起维持在正常范围（即18.5 ~ 23.9），在整个成年期避免腰围超出正常范围（即男性不超过85厘米，女性不超过80厘米），避免腹型肥胖；对于已经超重的人应该从专业人员那里寻求建议。

② 将身体活动作为日常生活的一部分。每天至少进行30分钟中等强度的身体活动（强度相当于快步走），随着身体适应能力增加，适当增加活动的时间和强度至每日60分钟中等强度运动或30分钟的重度身体活动；避免诸如久坐看电视等不良习惯，久坐人群建议每小时起来活动至少5分钟以上。

③ 避免含糖饮料，少吃高能量密度的食物。用低能量密度食物，包括非淀粉类蔬菜、水果和粗杂粮来代替高能量密度食物，尤其是高糖，或低纤维，或高脂肪的加工食品；用不加糖的饮料（如水和不加糖的茶或咖啡）来替代含糖饮料，包括可乐、苏打水和果汁饮料；如果吃快餐，一定要尽量少吃。

④ 每天至少吃5份（400克）不同种类的非淀粉类蔬菜和水果。每次主食都包括1/3 ~ 1/2的全谷类或杂豆类，限制精加工的淀粉性食物；以植物性食物作为所有膳食的基础，健康用餐中至少2/3应该是植物性食物。

⑤ 每周摄入猪肉、牛肉、羊肉等红肉的量要少于500克。这里的500克指的是摄入的熟肉的质量，即700 ~ 750克生肉；尽可能少吃加工的肉类制品，包括熏肉、咸肉、火腿等。

⑥ 如果喝酒，男性每天不超过2份（1份酒含10 ~ 15克乙醇），女性不超过1份，儿童和孕妇应禁酒。这里的一份酒指的是：一杯280毫升的啤酒或果啤（含

3%～5%乙醇）；或一杯25毫升的烈酒（含40%乙醇）；或一杯125毫升的葡萄酒（含12%～13%乙醇）。

⑦ 每天保证盐的摄入量低于6克，不吃发霉的谷类或豆类，避免食用腌制、盐腌或咸的食物。

⑧ 不推荐使用维生素等膳食补充剂预防癌症，但在某些营养素缺乏病或膳食摄入不足时应适当补充。

同时，专家们还提出了以下2条特殊建议。

① 年轻母亲要完全母乳喂养婴儿（不添加任何辅食和配方奶）6个月，而后在添加辅食的同时进行母乳喂养。

② 癌症患者无论已康复或在积极治疗过程中，都应遵循关于膳食、健康体重和身体活动的建议。

这10条预防癌症的新建议从字面上看很简单，但其综合了科学家们对17个不同类型癌症与食物、营养等之间关系的大量证据和评估结果，背后的内容十分丰富，希望大家能够以此为鉴，改善生活，远离癌症。

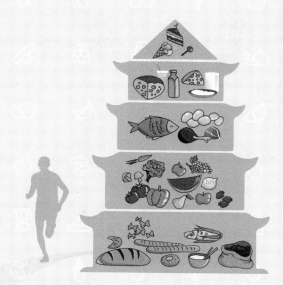

第四章

癌症的营养治疗

第一节

癌症治疗你准备好了吗

癌症患者在疾病的不同阶段其心理状态各不相同，患者的心理变化与癌症的发生、发展有密切关系，这一点已受到大家的广泛关注。20世纪80年代心理学专家就提出了心理癌症学的概念，也强调了癌症患者心理干预的重要性。所以，在癌症发展的各个阶段，都需要患者调整好自己的心理状态，不要还未开始癌症治疗，自己在心理上就已经败给了癌症。

一、癌症患者有哪些心理特征

一般来讲，患者一旦确诊为癌症，会产生较大的依赖性，自尊心较强，心里也总认为应受到别人的关心和照顾。并且患者猜疑心加重，甚至认为别人低声说话就是在谈他的病情。此外，较突出的心理问题主要表现为恐惧、焦虑和绝望。其实这些心理问题是患者和家属在应对癌症过程的常见反应，这些感觉是正常的压力反应，可能在初次确诊的时候表现得更为明显。恐惧或焦虑等心理问题出现的原因可能是因为无法继续承担家庭责任、对生命中某些食物失去控制力、对确诊癌症的现实无法接受，以及对未来的不确定性和对痛苦、疼痛的担忧。对失去自理能力、成为家庭负担的担忧可能一直困扰患者，导致家庭生活出现矛盾。

其实，患者在诊断不同阶段具有不同的心理特点。

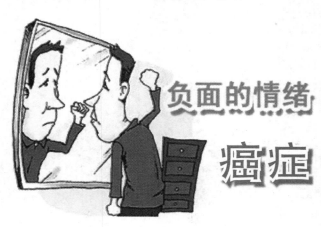

1.诊断前阶段

患者对真实症状感到害怕和恐惧，对身体变化过分警觉。

2.诊断阶段

患者否认癌症这个诊断，低估它的严重性，他们避免谈论自己的疾病，此时的否认可能是一种心理防御机制，用以缓解过度的紧张和焦虑。患者还常伴有愤怒、悲伤、抑郁和受伤害感。

3.治疗阶段

部分癌症患者需要手术治疗，因此可能使患者失去一部分组织器官，患者可能出现适应不良的表现，如回避、寻求其他治疗方法、术后反应性抑郁等。而化疗则可能引起焦虑和恶心，甚至出现幻觉、妄想等精神症状。

4.复发阶段

癌症患者对复发的心理反应类似于诊断阶段，如果治疗失败，对治疗的信任感明显降低，往往会寻求其他非医学的治疗方法，在这一个阶段似乎更加常见。

5.终极阶段

一旦到了这个阶段，患者常常意识到病情的进展和不可逆转性。此时最常见的情绪反应是恐惧，害怕被人遗弃，害怕失去躯体功能和尊严，害怕疼痛，放心不下未完成的事业等。

如果癌症患者出现过度焦虑、恐惧或者抑郁症，会影响正常的生活。如果发生这种情况，家属和患者应该积极寻找专业治疗师或咨询师的帮助。

二、癌症患者如何调整自己的心理行为

积极接受相关教育和心理治疗，使自己能较好地应对疾病所带来的负面影响。

首先，了解癌症诊疗常识、防癌知识、如何去面对癌症，以及如何疏导情绪反应等。懂得癌症知识可以帮助认识自我，并在社会环境中有更强的适应能力，提高对治疗的依从性。

其次，学会采用一些行为治疗，常用的几种具体治疗方法如下。

1. 渐进性放松训练

训练随意放松全身肌肉，以消除紧张与焦虑，建立心情轻松的状态。从手部开始，按照头部、肩、上肢、胸腹、臀、下肢，一直到双脚的顺序，依次对各组肌肉进行先收缩后放松的练习，最后达到全身放松的目的。

2. 催眠

选择安静的环境，舒适的体位，调整呼吸，放松全身肌肉，凝视眼前物体或听钟摆刺激，用重复单调的言语诱导进入催眠状态，此时最容易接受暗示。

3. 臆想治疗

舒适地坐着、闭上眼睛，开始深呼吸和放松，全神贯注地想象两肺完全充盈和排空情景；在放松与深呼吸的同时想象白细胞清除病灶的过程；患者想象自己已完全健康了，看见了先前病灶的康复，功能完全正常，然后把这种感觉扩展至其他器官，感到整个身体健康而有活力；最后回到对呼吸的意识状态，缓慢睁开眼睛。通过练习，可增强对良好预后的信念。建议每天做3次，每次10 ~ 15分钟。

4. 专业的心理治疗

医生、护士以及家人都要创造一个良好的环境，以主动、热情、乐观的态度去感染患者，无微不至地关怀和照料，解除后顾之忧，满足合理要求，帮助患者建立与疾病做斗争的信心和勇气。

三、十点建议

① 面对现实，积极配合治疗。

② 保持乐观的心态，该做什么做什么。

③ 了解自己的真实病情，降低预期，最坏的也不过如此，这样就不会有太大的情绪波动，然后逐渐适应，从而使自己有一点点的进步都会非常高兴。

④ 适度工作，在工作中获得快乐，忘记病痛。

⑤ 做以前感兴趣又没时间做的事。

⑥ 有一个好的休养环境，比如海边。

⑦ 注意饮食。

⑧ 要相信癌症康复是有可能的，搜集康复的案例来增强战胜癌症的信心。

⑨ 找好的医院、好的医生，这点是至关重要的。

⑩ 亲人的陪伴是非常必要的。

第二节
认识癌症的营养治疗

癌症患者伴有营养不良的占40% ～ 80%，其中约20%癌症患者会直接死于营养不良。除了手术治疗，往往需要放射治疗和化学治疗，这些治疗往往会对胃肠道产生不良反应，常会出现恶心、呕吐、食欲减退等情况，进而导致营养不良。特别是一些消化系统癌症患者可能会出现恶病质状态，引起包括血糖水平下降、脂肪储备下降、蛋白质代谢改变而出现负氮平衡。营养不良往往会导致身体功能受损、术后并发症的发生风险增加、住院时间延长、生活质量下降以及癌症治疗的耐受性降低。因此，对于癌症患者来说营养治疗显得尤为重要。

一、营养治疗的目的

合理调配饮食中的营养素来改善患者全身状况，防止营养不良的发生，有利于手术或放疗及化疗的进行及术后康复，提高患者的生活质量，延长患者的生命。

二、营养治疗的时机

并不是所有的癌症患者都需要营养治疗。营养状态良好或仅有轻度营养不良，经营养教育和加强饮食就能够满足营养需求，在手术、化疗及放疗期间无需特殊营养支持。无营养风险或者营养不良的患者，过度强化营养并不能受益。

癌症患者若有严重营养不良或因胃肠功能障碍或因机体代谢、药物、放疗、化疗等因素导致患者饮食摄入不足的时间大于7天，应给予营养支持。

判断自己是否存在营养风险或者营养不良，需要通过专业人员筛查和判断，建议去营养门诊进行详细的评估。

三、营养治疗的途径

营养治疗途径包括饮食调整、口服营养补充（ONS）、肠内营养（包括鼻饲营养）、肠外营养（静脉营养）。只要胃肠功能正常，优先选择经肠道营养支持（包括ONS和管饲），只有当患者胃肠功能有障碍或者经肠道摄入营养不能满足需要时，才采用静脉营养方法给予补充或替代。

四、癌症患者的营养处方

癌症患者的营养处方需要依据患者的个人基本情况，疾病发展的程度，癌症类型、癌症部位逐一考虑。总的原则是提供高能量、足量蛋白质（优质蛋白质）、适宜脂肪的饮食，保证摄入水平衡，防止电解质紊乱，补充适量的微量元素和维生素。

五、一些相关并发症

需要进行相应的营养调理，参考第五章的内容。

六、生活习惯

在营养治疗期间，癌症患者需要戒烟、戒酒；不吃盐腌、烟熏、炭烤的食品；不吃霉变的食品。

第三节
哪些人需要营养治疗

营养治疗很重要，并不是说所有的癌症患者一经确诊就需要进行营养治疗。到底哪些患者需要营养治疗，往往需要通过营养筛查和评估，这也是实施个性化营养治疗的前提和先决条件。在临床上，有经验的医生根据患者病史、饮食、胃肠道消化吸收状况以及体重变化、肢体水肿、腹水等常能轻而易举地判断出营养不良的存在。但是，目前尚无一个指标可既全面又灵敏地反映机体的营养状况，要准确细致地评价患者的营养状况则需要借助一些量化的筛查工具来判断。一

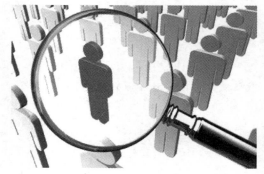

个良好的筛查和评估工具要求其既简便快捷又高效经济，患者乐意接受和配合，医务人员易于掌握，易于发现和明确诊断营养不良。

目前存在较多的营养筛查和营养评估工具，对于癌症患者营养筛查工具推荐采用营养风险筛查2002，而进一步营养状况评估推荐采用患者主观整体评估（PG-SGA）。

一、了解相关概念

营养筛查和营养评估是两个不同的概念，为了更好地进行营养筛查和评估，需要先掌握下面几个概念。

营养风险：营养风险为"现存的或者潜在的与营养因素相关的导致患者出现不利临床结局的风险"。值得注意的是营养风险是指与营养因素有关的、出现临床并发症的风险，而不是指出现营养不良的风险。

营养评估：营养评估是在收集了如一般情况、饮食情况、身体测量指标和生化指标，对患者的营养状况进行分类，如营养良好或营养不良，并评估患者营养不良的程度，从而进行相应的营养治疗。

营养不良：任何一种营养物质的缺乏，都称之为某种营养不良或营养缺乏病。蛋白质能量营养不良是临床患者营养不良的主要形式。

二、营养风险筛查2002

营养风险筛查2002（NRS2002）由欧洲肠外肠内营养学会提出，是采用循证医学开发出的一种新型营养评估工具，于2005年引入我国，中华医学会肠外肠内营养学分会（CSPEN）推荐住院患者使用（包括癌症患者）。NRS2002简便易行，主要包括以下内容：①初步营养风险筛查（见表4-1），要求回答4个问题，包括BMI是否小于18.5kg/m^2、过去3个月体重是否下降、在过去的一周内摄食是否减少、是否有严重疾病；②再次营养风险筛查（见表4-2），对于上述4个问题有任何一个肯定回答者需要接受再次营养风险筛查，具体内容包括疾病严重程度评分、营养状况受损评分及年龄评分三项。

NRS2002总分≥3分提示营养风险存在，而不是营养不良。营养风险的存在说明需要制订营养支持计划，但并不是实施营养支持的指征。如果筛查存在营养风险，需要重视营养管理，最好能咨询专业的医务人员，进行详细的营养评估，并制订营养支持方案。

表4-1 NRS2002第一步：初步营养风险筛查

筛查项目	是/否
1.BMI<18.5kg/m^2〔BMI=体重（kg）/身高（m）^{2}〕	
2.过去3个月有体重下降吗？	
3.在过去的一周内有摄食减少吗？	
4.有严重疾病吗（如ICU治疗）？	

注：如果以上任何一个问题回答"是"，则直接进入第二步筛查；上述所有问题回答"否"，说明患者目前无营养风险，无需进行第二步营养筛查，但是需要1周后复查。

表4-2 NRS2002第二步：最终营养风险筛查

	营养不良状况（营养受损评分）		疾病严重程度（疾病有关评分）
0分	营养状况正常：BMI≥18.5，近1～3个月体重无变化，近一周摄食量无变化	0分	营养需求正常
1分	3个月内体重丢失>5%，或者饮食摄入量比正常需要量低25%～50%	1分	慢性疾病急剧加重、慢性疾病发生骨折、癌症、糖尿病、肝硬化、血液透析患者、慢性阻塞性肺疾病（COPD）等
2分	一般情况差或2个月内体重丢失>5%，或者食物摄入比正常需要量低50%～75%	2分	需要量中度增加：腹部大手术，卒中，重度肺炎，血液恶性癌症
3分	BMI<18.5，且一般情况差，或者一个月内体重丢失>5%（或者3个月体重下降15%），或者前一周食物摄入比正常需要量低75%～100%	3分	需要量明显增加：脑损伤，骨髓移植，APACHE>10分的ICU患者

注：1.计分：3项评分相加，即疾病有关评分+营养受损评分+年龄评分（年龄≥70岁加1分，否则为0分）。

2.结论：总分≥3分，则患者存在营养风险，开始制订营养治疗计划；总分<3分，则每周复查营养风险筛查。

3.疾病严重程度的定义如下。

1分：慢性疾病患者因出现并发症而住院治疗。患者虚弱但不需卧床。蛋白质需要量略有增加，可以通过口服或其他方式补充来弥补。

2分：患者需要卧床，如腹部大手术后。蛋白质需要相应增加，但大多数人仍可以通过人工营养得到恢复。

3分：患者在重症病房靠机械通气支持，蛋白质需要增加而且不能被人工营养支持所弥补，但是通过人工营养可以使蛋白质分解和氮丢失明显减少。

三、患者主观整体评估

患者主观整体评估（PG-SGA）是在主观整体评估（SGA）基础上发展而成的。于1994年由美国人提出，是专门为癌症患者设计的营养状况评估方法，由患者自我评估及医务人员评估两部分组成，具体内容包括体质量、摄食情况、症状、活动和身体功能的关系、疾病与营养需求的关系、代谢方面的需要、体格检查等7个方面，前4个方面由患者自己评估，后3个方面由医务人员评估，总体评估包括定性评估及定量评估2种。

定量评估是将7个方面的计分相加，得出总分。定性评估是将患者的营养状况分为A（营养良好）、B（可疑或中度营养不良）、C（重度营养不良）三个等级。定性评估与定量评估之间有密切的关系，A相当于0～1分，B相当于2～8分，C相当于≥9分。

临床研究提示，PG-SGA是一种有效的癌症患者特异性营养状况评估工具，因而得到美国营养师协会等单位的广泛推广与应用。目前也是中国抗癌协会癌症营养与支持治疗专业委员会推荐使用的癌症患者营养评估工具。

上述癌症患者营养筛查和评估方法，建议您通过营养会诊或者营养门诊的方式由专业的营养师来完成。

第四节

常见癌症的营养治疗

总体上来看，有30%～80%的癌症患者出现体重下降及营养不良。当然不同类型的癌症患者发生营养不良的比例也不同，结肠癌患者营养不良的比例可以达到35%以上，上消化道癌症患者出现营养不良的比例达49%，胰腺癌患者可以高达80%。实际上癌症伴发营养不良者比想象得多，营养不良和体重下降再加上癌症的高代谢很容易导致患者恶液质，特别是晚期患者。这一点早在70多年前就已经引起了临床医师的注意，但由于当时治疗手段的限制，恶病质没有得到很好的解决。营养不良能够降低癌症治疗的有效性，增加化、放疗的毒副作用，降低患者的生活质量，缩短癌症患者的生存时间，这需要患者和医生高度重视，提前预防。

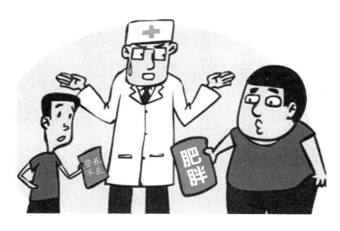

癌症营养疗法是计划、实施、评价营养干预的全程管理，以治疗癌症及其并发症或身体状况为目标，从而改善癌症患者预后的过程，包括营养诊断（筛查／评估）、营养干预、疗效评价三个阶段。其中营养干预的内容包括营养教育、口服营养补充、鼻饲和肠外营养。癌症营养疗法是与手术、化疗、放疗、靶向治疗、免疫治疗等癌症基本治疗方法并重的另外一种治疗方法，它贯穿于癌症治疗的全过程。

不论患者何种癌症，只要出现了以下情况，都需要通过专业人员进行营养支持治疗：

① 3个月体重下降超过5%（或6个月体重下降超过10%）；

② 已经存在营养风险或者营养不良；

③ 手术后发生消化道瘘等并发症的患者；

④ 放、化疗等治疗引起严重反应、放射性肠炎的患者；

⑤ 头颈部恶性癌症、食管癌、胃癌、胰腺癌等导致吞咽困难及肠梗阻患者；

⑥ 严重营养不良却需要放、化疗或手术治疗的患者；

⑦ 恶病质或临终关怀患者。

下面将按照不同系统的癌症，介绍一下营养治疗方案。

一、消化系统癌症的营养治疗

1. 食管、贲门癌

食管、贲门癌属于上消化道癌症，两者主要区别是发生的部位不同，贲门癌病变位于贲门，食管癌病变位于食管。其次，两者的病理类型也不同。贲门癌多属于腺癌，来源的细胞与胃黏膜细胞相同。食管癌多属于鳞癌，来源于食管的鳞状上皮细胞。食管、贲门癌与其他癌症不同，本身消化系统大多正常，不是食欲差，而是吞咽困难，不能正常进食，造成机体的消耗，所以饮食上主要以流食或者半流食为主，必要时还需要口服补充肠内营养制剂。

① 当出现哽咽感时，不要强行吞咽粗硬的食物，否则会刺激局部癌症组织出血、转移或者疼痛，此时，应进食流食或者半流食，如米粥、藕粉、面条、面片、牛奶、豆浆、鸡蛋羹等，注意细嚼慢咽。

② 如果手术前就出现了体重下降或进食量明显减少，应该及时采取营养支持治疗。胃肠功能正常，首先可以采取口服营养补充，摄入不足再考虑管饲或者肠外营养支持，以改善营养状况，降低术后并发症。

③ 食管、贲门癌术后患者需要禁食一段时间（大约7～10天），术后营养支持可以采用管饲营养或者肠外营养支持。

④ 术后启动饮食阶段应该按"循序渐进，少量多餐"的原则增加营养。一般先喝清流食，1～2天后尝试流食，2～3天后过渡到半流食，约1～2周后软饭，大概3个月就能正常饮食了。当然过渡阶段时间因人而异，不要操之过急。

⑤ 恢复正常饮食后应注意膳食平衡，适当增加蛋白质含量丰富的食物，如鸡蛋、瘦肉、豆制品及牛奶的摄入量，以细软易消化为主，切忌暴饮暴食。

⑥ 尽量避免食用油腻、粗硬、过热、过冷、刺激性食物，如油炸食物、肥肉、坚果、粗膳食纤维蔬菜、粗粮以及刺激性调味品，以免引起恶心、呕吐等消化系统症状及吻合口瘘。

⑦ 贲门癌术后为预防反流性食管炎的发生，患者应该注意戒烟、酒；避免暴饮暴食，每餐食物不超过200～300毫升；禁忌易刺激胃酸产生的食物，如肥肉、浓肉汤、奶油、巧克力、咖啡、酸性果汁和饮料；烹调以蒸、煮、氽、烩、炖为主；避免饭后弯腰运动，卧床患者应该30°～45°倾斜，饭后不宜马上睡觉。

2.胃癌

胃癌患者发现有营养风险或者营养不良，应该积极制定有效的营养治疗方案，达到满足能量、蛋白质、液体及微量营养素的目标。营养支持的方式，首先选择营养宣教，然后依次向上一级选择口服营养补充（ONS）、肠内营养、部分肠外营养、全肠外营养（TPN）。根据欧洲肠外肠内营养学会指南建议，当下一阶梯不能满足60%目标能量需求3～5天时，应该选择上一阶梯。胃癌一旦确诊，手术是有效手段的治疗，但是胃癌术后需要注意饮食营养的原则和并发症的防治。

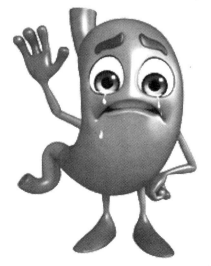

（1）营养原则

① 循序渐进，逐渐过渡饮食。胃大部或全胃切除后的营养治疗既要补充营养，又要结合患者对饮食的耐受情况，应区别对待，不必过分追求完全满足患者对营养物质和能量的需求，重要的是通过利用胃肠道达到维持内脏器官各种生理功能的目的。一般在胃手术后24～48小时内禁

食，第3～4日肠道恢复功能，肛门开始排气后进少量多餐的清流质饮食，每次60～100毫升，不宜过饱，开始先给予清流质，以后渐改为稠流质饮食，然后改为全量流食，5～6日后进少渣半流食，大约持续2周后再逐渐过渡到半流质饮食，1个月以后可以改为软饭，一般需半年时间逐渐增加胃容量，恢复到普通饮食。

术后吻合口常有黏膜水肿，所以饮食必须稀薄，易于通过。残渣多的食物可增加对吻合口的刺激，加重吻合口炎症及水肿（半个月以内是吻合口水肿明显期），因此饮食安排一定要注意少渣。近年主张术后早期肠内营养灌注，术后6小时起从空肠营养管先滴注生理盐水，以后逐步转为要素饮食等营养制剂缓慢滴注，开始时每小时10～20毫升，12小时后逐渐加量，包括浓度、速度和剂量，一般3天后可达全量。

② 限制餐间、餐后液体食物的进量。液体食物更易加速残胃的排空，使未经消化的高渗性食糜倾入小肠，造成小肠彭胀和蠕动增快，引起腹泻或不适。所以，对胃切除术后患者的饮食常规即使按清流、流质、半流质或软饭程序进展，选择黏稠性的、排空较慢及少渣易消化的食物，延长食物通过小肠的时间，促进食物的消化吸收，但也需缩短流食阶段，尽早改为半流食或软饭。在供给半流食时可按干稀搭配原则配餐，每餐都配以面包、烤馒头干、饼干等干食。如欲饮用汤汁、饮料、茶水等，宜安排在餐前或餐后0.5～1小时，餐后平卧20～30分钟，以减缓残胃的排空速度。

③ 限制糖量。糖分在肠道水解和吸收的速度快于蛋白质和脂肪，对餐后血糖升高的影响也大于蛋白质和脂肪。胃切除术后若出现反应性低血糖（多发生于餐后1～3小时），只要减少糖类食物的摄入量，尤其是单、双糖，病情即可改善。故在饮食中应少进糖类食物。脂肪减缓胃排空速度，适量吃些油条、油饼等油炸食物反而感到舒适。但脂肪的供给应视病情而定，如患者有腹泻，则要限制膳食中脂肪的供给量。但早期还应该限制油炸食物，以供给易消化的食物为主。胃切除术后由于胃酸及胰液分泌相对减少，造成胰蛋白酶缺乏，部分蛋白质消化吸收受影响，易引起低蛋白血症，因此应补充高蛋白饮食。

④ 少量多餐，细嚼慢咽。这种进餐方式，一可减缓过量高渗食糜倾入小肠而引起的不适感，二可增加营养摄入量，是较为可行的方法。一日3次正餐，2～3次加餐。每餐达到八分饱，不要过多，尤其是年轻人。定时定量进餐，有利于消化吸收，并可预防倾倒综合征和低血糖综合征。服用适量多酶片及各种维生素制剂，口服胃复安或吗丁啉，以改善腹部饱胀等不适。

⑤ 解除惧食心理，摄食营养充足的平衡膳食：胃切除术后患者体重减轻或不

增加的现象十分多见，这与术后不敢进食，怕引起不舒服而导致的能量摄入不足有关。要长期限制生、冷、硬等不易消化的食物。

（2）胃切除术后常见的并发症

① 胃吻合口排空障碍。术后9 ~ 11天为吻合口水肿高峰期。约在术后7 ~ 10天后，已服流质良好的患者，在改进半流质或不消化的食物，如花生、鸡蛋、油腻食物等后，突然发生呕吐，经禁食后，轻者3 ~ 4日自愈，严重者呕吐频繁，可持续20 ~ 30天。原因可能与残胃弛张无力、吻合口水肿和吻合口输出肠段肠麻痹、功能紊乱有关。治疗方法：禁食、持续胃管吸引等。

② 倾倒综合征。正常人由于幽门的控制，胃内食糜能适当与适时地向小肠输送。胃大部切除术后，失去幽门括约功能，食物过快地大量排入上段空肠，又未经胃肠液混合稀释而呈高渗性，同时从肠壁内吸出大量液体，使循环血容量减少，肠管膨胀，引起5-羟色胺等肠道激素释放，肠蠕动剧增。膨胀肠管的重力牵拉作用同时也刺激腹腔神经丛，引起反射性腹部和心血管系统症状。临床表现为：进食后，特别是进甜食后5 ~ 30分钟，出现腹上区胀满、恶心、肠鸣音增加和腹泻，患者觉心慌、乏力、出汗、眩晕等，平卧几分钟后可缓解。预防措施：术后开始进食应少量多餐，避免过甜、过浓的流质饮食，使胃肠道逐渐适应。餐后平卧20 ~ 30分钟可以缓解症状。

③ 低血糖综合征。发生在进食后2 ~ 3小时，表现为心慌、无力、眩晕、出汗、手颤、嗜睡，也可导致虚脱，故也称晚期倾倒综合征。发生机制是：食物速快进入空肠后葡萄糖快速吸收，血糖骤然增高，刺激胰岛素分泌。血糖下降后，胰岛素仍在分泌，于是出现低血糖。治疗方法：症状发生后稍进食物即可缓解。术后进食，初期要少量多餐，以逐步适应。

④ 体重的丢失。食物在胃内不能充分搅拌与消化液混合，同时消化液分泌减少，残胃食物进入肠腔太快，引起肠蠕动过速，消化与吸收功能减退，大便次数多，粪内含有未消化的食物。有时也由于胃切除后容积减少，稍进食食物，即有饱腹感，或由于患者餐后伴有其他合并症，对饮食有厌恶感和惧怕心理，不敢多食，使总能量摄入不够，以致术后患者体重不增甚至下降。

⑤ 贫血。正常情况下，铁盐在胃内由盐酸溶解，然后在小肠上部吸收。胃切除后，胃酸减少，小肠上部蠕动加快，含铁食物绕过十二指肠。因为铁主要在十二指肠吸收，由于铁吸收减少而引起贫血。治疗方法：调整饮食，药物补充维生素、叶酸等，严重贫血者需输血。

（3）胃癌患者放化疗的饮食建议

① 适当增加能量摄入，每千克体重30 ~ 40千卡（1千卡＝4.1868千焦），甚至更高，以维持理想体重。

② 适当增加蛋白质摄入，每千克体重1.2 ~ 1.5克，以减少或纠正负氮平衡，如果摄入不足可以选择口服补充蛋白粉制剂。

③ 补充充足维生素（特别是维生素C和复合B族维生素）和矿物质（钠、钾、氯和钙等）。

④ 对于体重下降或者饮食摄食不足者，首选口服营养制剂补充。

⑤ 存在营养不良的患者，如无法口服营养制剂补充，可采用管饲喂养，不能肠内营养支持时应采用肠外营养支持，同时注意监测各项代谢参数。

⑥ 少食烟熏、油炸、烘烤的鱼和肉类，以清炖、白灼为佳；不饮烈酒，不吸烟。

⑦ 三餐要按时，进食时不宜过快、过烫；餐次可不必限定3次，以少量多餐为好。

⑧ 精神开朗、情绪乐观，不生闷气，适当活动，每天散步1小时，乐观面对疾病，主动进食，保证营养。

⑨ 每周检测体重，定期到营养科门诊随诊。

3.肝癌

肝脏是机体代谢的重要器官，参与多种营养物质的加工、血糖调节、分泌胆汁、解毒等功能。肝癌本身以及手术都会导致肝功能损伤，消化功能减弱、食欲减退等副作用。通过饮食营养调整可以改善患者的营养状况，促进肝细胞的修复，减少手术的并发症。

① 肝脏手术后，患者消化功能减弱，还常伴有疼痛、食欲下降、腹胀和疲劳等症状，一般需要禁食一段时间，使肝脏和胃肠道得到休息。可以暂时以肠外营养支持为主。

② 一般术后2 ~ 3天可以恢复经口饮食，患者应循序渐进地增加营养。开始一般从无脂流食开始，适应后过渡到低脂半流食、软饭，再慢慢地过渡到普通膳食。膳食以少量多餐形式，每天可以5 ~ 6次，烹饪方式宜采用蒸、煮、汆、炖等少油的方式。

③ 饮食中可适当增加蜂蜜、果酱、山楂、杏仁豆腐等甜食，防止低血糖的发

生。伴有疼痛和腹胀导致食欲不好的患者可以请医生开一些止痛药、消化酶及益生菌等控制症状的药物。

④ 术后恢复期患者应该选择优质蛋白质、维生素含量丰富而低脂肪的食物，减轻肝脏的负担。如鱼虾、鸡蛋蛋清、鸡肉、豆腐及脱脂奶制品和新鲜的蔬菜水果等都是此阶段比较合适的食物种类。

⑤ 手术后患者应戒酒，忌油腻、腌制、膳食纤维高及刺激性食物。如油炸薯条、坚果、大麦、玉米、笋、整粒大豆、辣椒等。避免有损肝功能的食物，如发霉的食物，含有人工合成的香精、色素的熟食饮料等。

4.胆囊癌

胆囊有浓缩和储存胆汁之作用，而胆汁主要是胆盐或胆汁酸，可作为乳化剂乳化脂肪，降低脂肪的表面张力，使脂肪乳化成微滴分散于水溶液中，这样便增加了胰脂肪酶的作用面积；胆汁酸还可与脂肪酸结合，形成水溶性复合物，促进脂肪酸的吸收，总之，胆汁对于脂肪的消化和吸收具有重要意义。所以，胆囊疾病患者需要限制脂肪的摄入，减少对胆囊的刺激和负担。

① 少吃含脂肪量高的食物，如肥肉、油炸食物，尽量用植物油代替动物油。

② 限制含胆固醇量高的食物，如鱼子、蛋黄以及食肉动物的肝、肾、心、脑等。

③ 饮食以蒸、煮、炖、烩等清淡少油的方式为佳，切忌炒、炸、烧、烤、熏、腌制食品。

④ 增加摄入鱼、瘦肉、豆制品、新鲜蔬菜、水果等富含优质蛋白质和碳水化合物的食物。

⑤ 宜多吃西红柿、玉米、胡萝卜等富含维生素A的食物。

⑥ 增加饮水量、饮食少量多餐，增加胆汁的分泌和排泄，减轻炎症反应和胆汁淤积。

⑦ 少吃大头菜、芹菜等纤维素含量丰富的食物，以免消化困难而增加胃肠蠕动，从而引发胆绞痛。

⑧ 忌烟酒及辛辣刺激生冷食物，如辣椒、芥末。

5.胰腺癌

胰腺是人体非常重要的消化腺和内分泌器官，可以通过分泌各种胰酶帮助机体营养物质的消化、吸收，同时还能够分泌胰岛素来调节体内的血糖。胰腺癌恶性程度较高，早期发现和手术是治疗的有效手段。术后饮食需要循序渐进过度，恢复期饮食不仅要保证充足、均衡的营养物质，还要顾及受损的消化功能，以易消化的饮食为主。若不注意饮食，容易出现腹胀、肠梗阻等并发症，甚至会导致胰瘘等严重情况，有的甚至需要再次手术治疗。

① 胰腺手术后，患者消化功能减弱，常常伴有疼痛、食欲下降、腹胀和疲劳等症状，一般需要禁食一段时间，使胰腺得到休息。期间主要靠肠外营养支持维持营养。

② 恢复经口进食后患者应循序渐进地增加营养。开始一般从无脂流食开始，适应后过渡到低脂半流食、软饭，再慢慢地过渡到普通膳食。膳食以少量多餐形式，每天可以5～6次，烹饪方式宜采用蒸、煮、氽、炖等少油的方式。

③ 患者饮食应该限制脂肪，适当限制主食和高蛋白质的食物，避免纯糖类食品。术后适合的食物种类包括鱼虾、鸡蛋蛋清、去皮鸡肉、豆腐、脱脂牛奶及多种新鲜的蔬菜、水果、米面、馒头等。

④ 少油少盐，以清淡饮食为主。忌食动物内脏、鸭肉等，限制浓肉汤类。忌用油腻肥厚的食物，花生、核桃、葵花子等含脂肪较多，不宜多用。

⑤ 主食尽量稀软，少用含纤维多及胀气的食物，如萝卜、洋葱、粗粮、干豆类等。

⑥ 忌饮酒，避免刺激性食物及调味品。

⑦ 补充脂溶性维生素及水溶性维生素，适当补充含钙、铁丰富的食物，如牛奶、血豆腐等。可适当补充善存或金施尔康等维生素制剂。

⑧ 少量多餐，每天最好用5餐。时间安排为：早餐7:00，上午加餐9:30（可食水果或加营素），午餐12:00，下午加餐15:30，晚餐18:00。

⑨ 保证充足的睡眠，放松心情，保持良好的心态。

⑩ 疼痛和腹胀等导致食欲不好的患者可以采取少吃多餐的方式增加营养，症状严重的时候可给予止痛药、消化酶等。

⑪ 可用和忌用（少用）的食物见表4-3。

表4-3　可用和忌用（少用）的食物

食物类别	可用食物	忌用（少用）食物
谷类	各种粥类	粗粮；加入脂肪制作的主食
面食类	烂面条、面片、小馄饨、松软的发糕等	硬面包、全麦馒头等
奶类	脱脂牛奶及酸奶	全脂乳
肉类	各种去油肉汤、鱼丸等	浓肉汤、大块肉等

续表

食物类别	可用食物	忌用（少用）食物
蛋类	蒸蛋羹、卧鸡蛋、煮蛋清	煮鸡蛋黄
蔬菜类	瓜类、菜泥等	能引起胀气的蔬菜，如洋葱、萝卜、薯类、干豆类
水果类	含糖量较少的鲜果汁、果泥等	含糖量多的果汁，含纤维多的水果
豆类	豆浆、豆腐脑、烩豆腐	干黄豆
油脂类	植物油	黄油、猪油、牛油

6.大肠癌

大肠癌是常见的恶性癌症，包括结肠癌和直肠癌。大肠癌的好发部位从高到低依次为直肠、乙状结肠、盲肠、升结肠、降结肠及横结肠，近年有向近端（右半结肠）发展的趋势。其发病与生活方式、遗传、大肠腺瘤等关系密切。特别是与高脂肪低纤维素饮食、大肠慢性炎症、大肠腺瘤、遗传因素及其他因素，如血吸虫病、盆腔放射、环境因素、吸烟等有关。目前大肠癌的主要治疗方法有手术、放疗、化疗、靶向治疗、免疫治疗、局部冷冻疗法、姑息对症支持治疗。对于早期大肠癌手术是有效的根治方法，结、直肠是食物吸收和排泄的器官，切除可能导致电解质紊乱、腹泻、便秘等合并症，合理的饮食调整可以减少这些并发症的发生，促进伤口愈合，促进康复。

① 一般手术前12小时禁食，2小时禁水。

② 术后1 ~ 2天可开始给予清流食，如葡萄糖盐水、米汤。开始可由50毫升开始，逐渐增加至100 ~ 200毫升。过渡期饮食一日6 ~ 8餐，注意细嚼慢咽。

③ 术后大约5天可以开始流食，如藕粉、杏仁霜、米粉、淡果汁、稀粥等。等适应流食后（大约术后7天）可慢慢尝试低脂少渣半流食，如米粥、酸奶、蛋羹、疙瘩汤、肉泥汤、土豆泥等，适应后再尝试软饭，大约1个月后逐渐采用普通饮食。

④ 术后过渡阶段，饮食摄入不够或者恢复饮食较慢，需要尽早采用口服营养剂补充营养。

⑤ 肠造口的患者还应注意避免易产生不良气味的食物，如鱼、蒜、洋葱、韭菜、萝卜、玉米、干豆等。还要禁食膳食纤维较多的叶类蔬菜。

⑥ 便秘的患者可服用枣汁、苹果汁。

⑦ 结肠切除手术患者易发生维生素C、维生素B_{12}、叶酸等缺乏，可以适量补充。

⑧ 恢复正常饮食后需要定期监测空腹体重（大约1～2周称量一次），如存在营养风险或者营养不良，饮食摄入不足，则首先采取口服营养补充，可选择整蛋白型全营养制剂。

二、泌尿系统癌症

1. 肾癌

肾脏是人体重要的排泄及内分泌器官，对调节和维持人体内环境的稳定起着重要的作用。肾癌在我国也是一类常见的癌症，其发病快且对患者的身体有很大的伤害。早期发现并手术切除是有效的治疗方式，手术以及采取其他辅助手段治疗期间，都需要注意饮食营养。

① 大多数肾癌症患者都能够正常饮食。食物选择要多样化，提供身体丰富的营养，多吃新鲜蔬菜和水果。包括充分的热量、数量充足的优质蛋白质和维生素A、维生素B_1、维生素B_2、维生素C等的供给。适当增加可增强机体抵抗力作用的食物如蘑菇、香菇等，常饮绿茶。

② 忌食发霉、辛辣、煎炸、熏烤的食物，少食烫食、盐渍食物，不要酗酒、吸烟，养成良好的生活习惯。

③ 要注意低盐饮食，食用清淡易消化的食物。水肿重者及高血压者应无盐饮食，限制饮水。

④ 合并有肾病综合征和其他肾病大量蛋白尿者，可限量食用优质蛋白质，如牛奶、鱼、虾、蛋清、禽肉等，成人每天摄入量60克左右。并且采用低盐饮食，一般全天食盐摄入限制在3克以内，禁食咸菜、熏制品及限制酱油用量。

⑤ 如果并发有糖尿性肾病，要多饮水，要保持足够的尿量，应禁食扁豆、菠菜、茶、咖啡、动物内脏等。

⑥ 肾癌患者如果术后存在肾功能不全，饮食更需要注意。首先要低蛋白质饮食，一般全天蛋白质控制在40克以内，并且以优质蛋白质为主。另外，还需要限制主食量，增加淀粉类食物，如土豆、山药、藕粉、麦淀粉、凉粉等，以保证足够的热量；还要根据水肿的状况确定水、盐的摄入量。总的来说饮食需要五低一高，即低盐、低脂、低蛋白质、低磷、低钾、高维生素。

2.膀胱癌、前列腺癌

膀胱癌是泌尿系统中最常见的癌症。在国外，膀胱癌的发病率在男性泌尿生殖器癌症中仅次于前列腺癌，居第2位，在国内则占首位。膀胱癌可先后或同时伴有肾盂癌、输尿管癌、尿道癌。男性发病率为女性的3~4倍，年龄以50~70岁为多。膀胱癌的病因没完全明确，比较公认的有：①长期接触芳香族类的工种，如染料、皮革、橡胶、油漆工等，可出现较高的膀胱癌发生率；②吸烟也是一种增加膀胱癌发生率的原因；③体内色氨酸的代谢异常；④膀胱黏膜局部长期遭受刺激；⑤近年来某些药物也可诱发膀胱癌；⑥寄生虫病如发生在膀胱内，亦可诱发膀胱癌。临床表现主要是：血尿，膀胱刺激症状如出现尿频、尿急、尿痛及持续性尿意感、持续腰胀痛等，排尿困难，上尿路阻塞症状、下腹部包块，全身症状为恶心、食欲不振、发热、消瘦、贫血、衰弱、恶病质、类白血病反应等。

前列腺癌症包括前列腺上皮来源或间叶来源的癌症，大部分为恶性癌症，包括前列腺癌、前列腺肉瘤等。前列腺癌患者主要是老年男性，可以有血尿、排尿困难等症状，但目前随着检测技术的发展，前列腺癌越来越早被发现，往往不伴有任何症状。前列腺肉瘤好发于年轻人，发病率不高，以排尿困难为首发症状，此病恶性程度极高，疾病发展极快，预后比较差。

大多数膀胱癌症、前列腺癌症患者胃肠功能正常，在饮食上要注意营养均衡，以清淡、易消化、富含营养为主，应摄取富含蛋白质、维生素的食物，如鸡蛋、牛奶、瘦肉、鸡肉、鸭肉、鱼类及新鲜蔬菜、水果等，以提高机体的抵抗力。忌吃辛辣刺激性食物，戒除不良饮食习惯，避免吸烟和饮酒。

术后患者可以按照一般腹部手术指导饮食，根据患者胃肠症状逐渐过渡。

① 术后1~2天开始给予清流食，如葡萄糖盐水、米汤。开始可由50毫米开始，逐渐增加至100~200毫升。过渡期饮食一日6~8餐，注意细嚼慢咽。

② 术后大约3~5天可以开始流食，如藕粉、杏仁霜、米粉、淡果汁、稀粥等。等适应流食后可慢慢尝试低脂少渣半流食，如米粥、酸奶、蛋羹、疙瘩汤、肉泥汤、土豆泥等，适应后再尝试软饭，之后逐渐采用普通饮食。

③ 术后过渡阶段，饮食摄入不够或者恢复饮食较慢，需要尽早采用口服营养剂补充营养。

④ 恢复正常饮食后需要定期监测空腹体重（大约1~2周称量一次），如存在营养风险或者营养不良，饮食摄入不足，则首先采取口服营养补充，可选择整蛋白型全营养制剂。

三、妇科癌症

1.宫颈癌

宫颈癌是最常见的妇科恶性癌症，近年来其发病有年轻化的趋势。随着宫颈细胞学筛查的普遍应用，使宫颈癌和癌前病变得以早期发现和治疗，目前宫颈癌的发病率和死亡率已有明显下降。但究其病因与早婚、早育、多育、慢性宫颈炎等有关。也与饮食因素密切相关，一般而言能够增强机体体抗力的营养因素，也能够降低宫颈癌发生风险，缓解宫颈癌病情。如β-胡萝卜素有助于保护免疫系统免受自由基分子攻击，具有明显的免疫增强作用，维生素C能够抑制人乳头瘤病毒造成的伤害，矿物质锌和硒的缺乏会影响免疫系统，增加了宫颈癌发生的风险。因此，对于宫颈癌患者应该在均衡饮食的基础上，注意补充维生素，适当注意补充含锌、硒元素的食物。如动物性食物牡蛎、鱼、虾、瘦肉、动物内脏、蛋等，植物性食物菌类、紫菜、芝麻、花生等。另外，还需要多吃黄豆及其制品，其中含有丰富的大豆异黄酮，研究发现具有一定的抗癌作用。宫颈癌患者如果进行手术、放化疗治疗期间，可以参考本章第五节治疗期间的营养治疗。

2.卵巢癌

卵巢癌是女性生殖器官常见的恶性癌症之一，发病率仅次于子宫颈癌和子宫体癌而位居第三位。但卵巢上皮癌死亡率却占各类妇科癌症的首位，对妇女生命造成严重威胁。饮食营养是患者治疗的物质基础，良好的营养状况可促进患者康复，提高放化疗的耐受性。所以，饮食上要注意以下一些事项。

① 饮食宜清淡，不食或少食高剂量乳糖以及过多脂肪。

② 多食用富含纤维素、微量元素及维生素类食品，如香菇、黄豆、新鲜的蔬菜、冬菇及鱼类、海带、紫菜、牡蛎等。

③ 除此之外，注意强化优质蛋白质食物，如鸡蛋、牛奶、鱼虾、瘦肉等。

④ 不食用烟熏、霉变、含有亚硝酸盐的食物，少吃油炸、辛辣、腌制的食物，不吸烟、不酗酒、不暴饮暴食。

⑤ 如患者存在营养风险或者营养不良，饮食摄入不足，则首先采取口服营养补充，可选择整蛋白型全营养制剂，每日至少口服400 ～ 600kcal。如不能进食可采用静脉营养补充。

⑥ 卵巢癌患者在手术、放疗、化疗期间，可以参考本章第五节治疗期间的营

养治疗。

四、呼吸系统癌症

1.鼻咽癌

　　鼻咽癌在治疗过程中需要注意的方面较多，治愈过程十分漫长，涉及的器官较多，在鼻咽癌治疗期间，患者容易出现食欲下降、恶心呕吐、口干、软组织纤维化、颞颌关节功能紊乱等，使正常饮食的摄取受到限制。另外，鼻咽癌患者放疗后会出现身体虚弱、白细胞下降、贫血、免疫功能下降等。所以营养对于鼻咽癌患者来说是非常关键的问题，如果营养支持及时合理，会对鼻咽癌的治愈起到有效的推进作用的，否则就会让病情的治愈时间延长，甚至会令病情恶化，造成不良的临床结局。

　　① 鼻咽癌患者治疗后饮食应该清淡、易消化、少食多餐，并注意食物的色香味和环境整洁。护理时应让患者保持心情愉快，戒烟酒，自觉改变不良生活方式及不良嗜好，克服各种不适反应，坚持进食。

　　② 进食优质蛋白质含量高的食物，如蛋类、乳类、鱼类、瘦肉类、大豆及其制品，多食新鲜蔬菜、水果。饮食口味要清淡甘润，又不宜过饮生冷，以免生寒伤胃，以微温食物为宜。

　　③ 放疗过程中鼻咽癌患者会出现放射性口腔黏膜炎，一般在放射治疗后1～2周出现，常伴有轻度的味觉改变、口干、唾液变得黏稠，进一步可伴有疼痛、进食受限。主食应以半流食或软烂食物为好，副食方面要多吃新鲜蔬菜、水果，如胡萝卜、荸荠、白萝卜、番茄、莲藕和白梨、柑橘、柠檬、山楂等果品。可以口含话梅、罗汉果、山楂、青果等，可刺激唾液分泌，减轻口干症状。保持口腔清洁，多饮水、果汁等。

　　④ 晚期鼻咽癌患者多数食欲差、吞咽困难，增加摄入是保证治疗的根本措施。故宜选易消化、营养充足、色香味俱佳的食品，如粥、羹、汤、汁等。适当增加调味品，如增加甜食、食物鲜度以刺激食欲。及时使用口服营养补充剂（ONS）进行营养补充。必要时，进行肠外营养支持。

　　⑤ 中医食疗。可以选用清热解毒、泻火偏寒的食物以及化痰散结的食物，如海带、紫菜、龙须菜、海蜇等。出现头晕目眩、耳聋口苦、急躁易怒等肝火上炎症状时，宜选清肝泄热、滋阴潜阳之品以减轻症状，如菊花茶、苦丁茶、苦瓜等。晚

期患者多属气血不足、毒火上炎，以开胃化食、刺激食欲、滋润适口为好，如冰糖薏米粥、鲜石榴、鲜乌梅、广柑、青梅、荸荠、白梨等。有肝转移的患者，常有上腹饱胀、肝区疼痛等气滞表现，可给予疏肝理气食物如山楂等；肺转移时，常咳嗽痰多，可给以萝卜。

⑥ 不食烟熏、油炸、烧烤、腊制、腌制食品，以及刺激辛辣食物如辣椒、胡椒等。不宜进食过于干燥、粗糙食物。

⑦ 由于鼻咽癌患者受其疾病的影响，心理负担重，所以要指导家属鼓励患者进食，为患者创造一个清洁、舒适的进食环境，注意色香味，为患者提供可口的食品和丰富的营养。

2.喉癌

营养是癌症患者康复的物质基础，重视喉癌患者的饮食护理，提供患者合理充足的营养，就能增强机体抵抗力，提高患者对治疗的耐受力，保证治疗计划顺利完成，能够使患者手术后恢复加快，增强放疗和化疗的耐受性，提高免疫功能，避免感染等并发症，对于患者的治疗和康复极为重要。

① 饮食宜富含营养、易消化，特别要提供足够的蛋白质和维生素，食物宜多样化；喉癌患者可出现味觉及嗅觉减退情况，不能灵敏地感到酸、甜、咸、苦等，因此在食物的调配上应注意色、香、味俱全，可以增加一些开胃的食品，以增进患者食欲；饮食宜清淡，避免吃油腻的食物；少量多餐。

② 喉癌患者手术后早期一般不能够经口进食，需鼻饲流质饮食，如ONS、匀浆膳。每日4 ~ 5次，每次100 ~ 200毫升（或遵医嘱）。同时注意补充维生素，可喂食菜汁、果汁等。

③ 喉癌饮食护理中最为困扰的问题是吞咽导致的呛咳。对付呛咳最好的办法就是练习吞咽，患者术后15 ~ 20天，就要开始练习吞咽，刚开始最好选择干的食物，通过吞咽锻炼，呛咳的发生会慢慢减少，最后甚至消失。如果开始练习吞咽时出现呛咳，可以利用一些小方法辅助，如指压法（即咽东西时用手指按住下颌的皮肤）或食团法（即先吃一口馒头或香蕉将造口堵住后再进食）等方法进行训练。但是不能太依赖这些方法，最终患者还是要通过练习克服呛咳。

④ 喉癌患者在饮食上应注意多吃新鲜蔬菜和水果，如西红柿、芦笋、杏仁、生姜、大蒜、黑木耳、香菇等抗氧化物质。

⑤ 中医食疗。可以对症选用食品，如声音嘶哑，可选用萝卜、梨、白果、薏苡仁等；吞咽困难，可选用杏仁、桃仁、百合等；抗溃疡作用的食品有罗汉果、荸

荠、蜂蜜、苦瓜等。

⑥ 应鼓励患者进食，同时根据个人的耐受性适当安排饮食。在患者自己感觉良好有食欲时可尽量多吃一些，不必过多限制，不勉强吃自己不喜欢的食物，以免引起恶心、呕吐。可以通过使用ONS来补充营养。

⑦ 饮食禁忌。禁烟酒，慎用辛辣刺激性食品。

3. 肺癌

肺癌患者多因疾病本身及治疗副作用而无法摄取足够的食物，以致无法维持良好的营养状况。营养不良对肺癌患者具有全身性的影响，可导致机体免疫能力下降、易于感染，也常引起吸收不良的问题而导致腹部绞痛、腹胀和腹泻，还可使患者对化疗、放疗和手术治疗的敏感性降低。因此，改善患者的营养是抗癌治疗中最重要的措施之一。

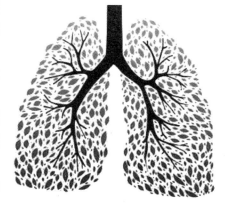

① 肺癌患者应供给易消化吸收、富含蛋白质的食物，如牛奶、鸡蛋、鱼类、豆制品等，可提高机体抗癌能力，改善放疗后的蛋白质消耗过多。同时，大剂量放射治疗的患者，可使其体内的糖代谢遭到破坏，糖原含量急剧下降，胰岛素功能不足加重，应进食适量糖类补充热量，但又不应该加重胰岛负担，稳定血糖。

② 肺癌患者放、化疗可造成嗅觉混淆，味觉丧失，使某些食物尝起来味道变苦或变臭，造成对某些食物的厌恶，最常见的食物是肉类、蛋类、烧烤的食物及番茄等。因此在食物的调配上应注意色、香、味俱全，同时可以增加一些开胃的食品，以增进患者食欲。

③ 补充多种维生素。维生素A和维生素C有阻止细胞恶变和扩散、增加上皮细胞稳定性的作用。维生素C还可防止放射性损伤的一般症状，并可使白细胞水平上升；维生素E能促进细胞分裂，延迟细胞衰老；维生素B_1可促进患者食欲、减轻放射性治疗引起的症状。因此，应适量增加上述维生素丰富的食物，如新鲜蔬菜、水果、芝麻油、谷类、豆类以及动物内脏等。

④ 要素饮食的供给。除一日三餐外，可辅加要素饮食，补充人体必需的各种营养素，如蛋白质粉、膳食纤维、维生素及微量元素等。若口服应慢饮，饮用速度过快时，易产生腹泻和呕吐。还要注意温度，防止过凉而引起腹泻。

⑤ 中医食疗。放、化疗期间，宜选用具有补益肝肾、补气益精作用的药食两用食材，如西洋参、太子参、人参、黄芪、刺五加、黄精、灵芝、红枣、黄鳝、核桃仁、蛋类、牛肉等。还可用一些能减轻放化疗不良反应的食物，如薏苡仁粥。同时，针对肺癌患者出现的症状，对症选用具有止咳、退热、止血、顺气、宽胸止痛功能的食品，以缓解症状，减轻痛苦，增强患者战胜疾病的信心。如口干可食用芦笋汁，咳嗽多痰宜吃杏仁、橘皮、枇杷、荸荠等。咯血时需禁食偏于热性的食物，如辣椒、韭菜、蒜、葱等；对虾、蟹及某些食品过敏者也应该避免食之。

五、淋巴瘤、白血病

1. 淋巴瘤

淋巴系统是身体的重要防御系统，它可以帮助人体抵抗病毒、细菌等有害外来物的侵害，常被形象地称为人体"卫队"。因此淋巴瘤患者饮食调理就显得尤为重要，良好的营养水平可使患者对化疗有较好的耐受性，以坚持足够的治疗疗程。同时，良好的营养水平还有助于增强机体免疫力，降低感染的概率，使患者身体更强壮和充满活力，从而提高其生活质量。

① 淋巴瘤患者化疗中和化疗后往往出现蛋白质消耗增加，机体呈现负氮，这时应供给充足的蛋白质，维持机体氮平衡。日常饮食中多摄取富含优质蛋白质的食物，如牛奶、酸奶、鸡蛋、鱼虾、家禽、豆制品等，一日三餐交替食用。另外，主食除米、面及杂粮外，还可适量食蜂蜜、藕粉等，以补充热量。

② 补充维生素。多进食含维生素C丰富的新鲜蔬菜和水果，如西红柿、山楂、大枣、柠檬、猕猴桃、柑橘等。多食含维生素A丰富的食物，如蛋黄、动物肝（猪、鸡等）、胡萝卜等。

③ 多选用增加免疫功能的食物，如香菇、蘑菇、大枣、桂圆、莲子、黑木耳、银耳等。

④ 中医食疗：淋巴瘤患者多用大剂量联合方案治疗，常有恶心、呕吐等消化道反应及白细胞下降等骨髓抑制反应，除了选择患者平日喜欢吃的食物外，还可食用西红柿炒鸡蛋、山楂炖瘦肉、黄芪当归羊肉汤、虫草炖牛肉以及黑木耳、鲜蜂王浆、香菜等食品，既补气血又健脾胃，还可减少治疗中的不良反应，提高疗效。经过放疗的患者，机体损害较大，临床常见灼热伤阴、口干烦躁等郁热伤津的现象。在饮食调理上，要注意多吃清淡滋阴、甘寒生津的食物，如荸荠、鸭梨、鲜藕、冬

瓜、西瓜、绿豆、香菇、银耳等食品。

⑤ 淋巴瘤患者在治疗期间还应当注意食物的多样化，不要过度"忌口"，膳食科学搭配，除蔬菜水果外，粗粮、细粮、豆制品、奶类、蛋类、家禽类、猪瘦肉、牛羊肉等混合搭配食用，使各种营养成分互相补充，提高营养价值。少食多餐，注意菜肴的色、香、味调配，刺激患者的食欲。膳食的烹调方法，宜采用蒸、煮、烩、炖的烹饪方法，以利消化吸收。

⑥ 避免进食不易消化及带刺激性的食物，如油煎、炸食品以及芥末、胡椒等。

2.白血病

白血病患者的饮食营养是康复过程中必不可少的一环，科学合理的饮食营养可以在治疗过程中加快康复的速度，提高生活质量。

① 白血病患者机体内蛋白质的消耗量远远大于正常人，所以应摄入高蛋白饮食，特别是多选用一些质量好、消化与吸收率高的优质蛋白质食物，如鱼肉、瘦肉、鸡蛋、牛奶、豆制品，以补充身体对蛋白质的需要。

② 多吃富含维生素C的蔬菜与水果，如西红柿、山楂、柑橘、鲜枣、猕猴桃、沙棘及柠檬等，可增强机体的抗氧化能力和全身免疫功能。多食维生素A丰富的食物，如胡萝卜、南瓜、动物肝脏等。维生素A可刺激机体免疫系统，有辅助抗癌的效果。

③ 白血病的主要表现之一是贫血，所以在药物治疗的同时，鼓励患者经常食用一些富含铁的食物，如瘦肉、动物肝脏、动物血、芝麻酱、蛋黄等。同时补充维生素C丰富的食物，有利于铁的吸收。

④ 白血病患者在治疗过程中，往往会出现诸多消化道反应，如恶心、呕吐、腹胀、腹泻等症状，此时可采取少食多餐的进食方法，或在三餐之外，增加一些体积小、热量高、营养丰富的食品，如糕点、巧克力、面包、鲜果蔬汁等。

⑤ 根据病情对症调理饮食。患者如有食纳不佳、消化不良时，可供给半流质或软饭，如二米粥、蒸蛋羹、酸奶、豆腐脑、藕粉等，同时可佐以山楂、消化酶、益生菌等辅助消化的食物或营养补充剂。

六、其他系统癌症

1.乳腺癌

乳腺癌已渐成为女性恶性肿瘤的首位，严重威胁着女性的健康。对于乳腺癌的患者，建议饮食上进行合理搭配，以增加营养，提高免疫力，达到防癌抗癌的辅助治疗效果。

① 供给易消化吸收的富含蛋白质食物，如牛奶、鸡蛋、鱼类等，可提高机体抗癌能力，纠正负氮平衡。

② 进食适量糖类，补充热量。大剂量放射治疗的患者，可使其体内的糖代谢遭到破坏，糖原急剧下降，血液中乳酸增多，不能再利用；而且胰岛素功能不足加重。所以适量补充糖类，可以选择一些含有膳食纤维较高的碳水化合物，如马铃薯、地瓜等，替代部分主食以补充热量。

③ 控制脂肪的摄入，少吃油炸、红烧、肥肉、内脏类的食物，饮食宜清淡。

④ 多吃具有抗氧化作用的食物，如蘑菇、黑木耳、大蒜、水果等食物。

⑤ 维生素A和维生素C有阻止细胞恶变和扩散、增加上皮细胞稳定性的作用。维生素C还可防止放射损伤的一般症状，并可使白细胞水平上升；维生素E能促进细胞分裂，延迟细胞衰老；维生素B_1可促进患者食欲、减轻放射治疗引起的症状。因此，应多吃含上述维生素丰富的食物，如新鲜蔬菜、水果、芝麻油、谷类、豆类以及动物内脏等。

⑥ 中医食疗：宜食海带、海藻、紫菜、牡蛎、芦笋、鲜猕猴桃等具有软坚散结功能的食物。忌吃生葱蒜、母猪肉、南瓜、醇酒以及辛温、煎炒、油腻、荤腥厚味、陈腐、发霉等助火生痰有碍脾动的食物。乳腺癌患者应注意不同治疗时期的饮食。如乳腺癌手术后，可给予益气养血、理气散结的食物，巩固疗效，以利康复，如山药粉、糯米、菠菜、丝瓜、海带、鲫鱼、泥鳅、大枣、橘子、山楂、玫瑰花等。乳腺癌放疗时，宜服甘凉滋润食品，如杏仁霜、枇杷果、白梨、乌梅、莲藕、香蕉、胡萝卜、橄榄等。乳腺癌化疗时，若出现消化道反应及骨髓抑制现象，可食和胃降逆、益气养血之品，如鲜姜汁、甘蔗汁、鲜果汁、佛手、番茄、生薏米、粳米、白扁豆、灵芝、黑木耳、向日葵子等。

⑦ 饮食应定时定量，不要暴饮暴食、偏食，要有计划地摄入营养和热量，以保证身体能按时接受和完成各种治疗计划。

⑧ 少吃盐腌、烟熏、火烤、烤煳焦化、变质的食物。

2.甲状腺癌

甲状腺癌一经发现应尽早手术治疗，术后良好的膳食搭配可使身体摄取更丰富的营养，提高自身免疫力，有利于伤口恢复。术后注意营养均衡，均衡的营养有助于患者恢复，要从全方面考虑，适当增强患者营养，要记住过犹不及。癌症患者食

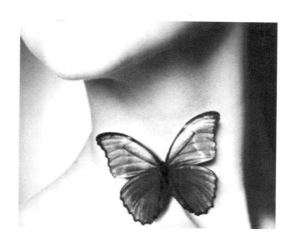

谱不可简单和单一。甲状腺癌术后饮食应该是品种多，花样新，结构合理，在制作食谱时，要尽可能做到：清淡和高营养优质量相结合，质软易消化和富含维生素相结合，新鲜和食物寒热温平味相结合。

① 甲状腺癌术后饮食的各营养素要适量、齐全，除摄入充足优质的蛋白质外，一般应以低脂肪、适量碳水化合物为主。注意补充维生素、无机盐、纤维素等，这些可从新鲜蔬菜和水果中获得。甲状腺癌术后饮食每日从食物摄入的总热量一般尽可能争取不低于正常人的最低要求，因为癌症患者体内蛋白质分解高，合成代谢功能减低，营养处于人不敷出的负氮平衡状态，故对蛋白质的需求量要增加。

② 术后前几天以流食为佳。术后的甲状腺癌患者可能会吞咽困难，这时候就需要吃流食了，可以为患者准备一些容易吞咽、好消化的食物，像粥一类的就可以。甲状腺癌患者术后需要饮食清淡，清淡的饮食不容易刺激患者的肠胃，并有助于患者消化。平时进食应定时定量，同时注意调整心理，并进行适当的运动，这对康复都是非常有益处的。多吃软食，细嚼慢咽，太粗太硬的食物不要吃，少食多餐。

③ 术后应食用含碘高的食物。甲状腺癌患者术后饮食要注意，可以适当食用一些含碘高的食物，如海带、紫菜、发菜等，适当补充一些碘。观察有无手足抽搐，面部、口唇周围和手心足底肌肉有无强直性抽搐和麻木，轻者口服钙剂，并在饮食上控制含磷较高的食物，如蛋黄、豆类等。双侧甲状腺次全或全切术后要长期服用甲状腺素片，观察有无甲状腺危象征兆。

④ 中医食疗：宜多吃具有消结散肿作用的食物，如菱、芋艿、油菜、芥菜、猕猴桃等。宜多吃具有增强免疫力的食物，如香菇、蘑菇、木耳、核桃、薏米、大枣、山药等。宜多吃具有抗甲状腺癌作用的食物，如茯苓、山药、香菇、猴头

菇、无花果、慈姑、萝卜、菱、杏、魔芋、海参、海带及牛、羊、鹿等动物的廇肉。宜吃具有健脾利水作用的食物，如核桃、黑大豆、山药、韭菜、荔枝、桑葚、青鱼、虾、淡菜、猪羊肾、雀肉、鹌鹑蛋、石榴、梅子、薏米、扁豆、山药、魔芋等。

⑤ 饮食禁忌：忌烟、酒；忌辛辣刺激性食物，如葱、蒜、花椒、辣椒、桂皮、姜等；忌肥腻、油煎食物。

3.脑癌

脑癌患者和其他癌症患者一样，也要在治疗期间注意营养，合理的饮食可提高免疫功能，增强对肿瘤的抵抗力，尤其是做放疗的患者，改善饮食可以预防放疗副作用，因此脑癌患者的饮食很重要。

① 多吃蛋白质含量高的食物，如鸡蛋、瘦肉、鱼类和豆制品，以供给身体所需要的氨基酸。每日饮牛奶及酸牛奶各一杯，可纠正长期营养不良引起的负氮平衡。

② 多吃新鲜蔬菜和水果：蔬果中含维生素C和钾、镁等，维生素C可降低胆固醇，增强血管的致密性，防止出血，钾、镁对和血管有保护作用。

③ 低脂肪饮食。可以食用瘦肉、鸡蛋、酸奶、鱼肉、鸡肉等。少吃油炸、肥肉、内脏类食物。可以适量吃干果类食物，如核桃、南瓜子、西瓜子、花生等，它们富含多种维生素及微量元素、不饱和脂肪酸，营养价值高，但因为热量较高，每周食用不超过50g。

④ 低盐饮食。要求脑癌患者每日食盐的用量在6克以下为宜，食盐中含有大量钠离子，人体摄入钠离子过多，可增加血容量和心脏负担，并能增加血液黏稠度，从而使血压升高，对脑癌患者是不利的。少食咸菜、酱油、味精、腌制品等含盐量较高的食品。可使用醋、糖来调味。

⑤ 中医食疗：多食平肝熄风、补肾填精、豁痰开窍、软坚散结等作用的食物与中药；要多吃有熄风益脑、保护颅内血管的食物，如芹菜、茭白、菊花脑、葵花籽、海带、海蜇、牡蛎等。吃具有防治颅内高压和头痛、对视力有保护作用及有利于防止放化疗反应的食物，如小麦、荸荠、竹笋、桃仁、紫菜、玉米须、羊脑、猪脑、枸杞子、猪肝、香菇、猕猴桃、猪血、鸡血、莲子、绿豆、黄花菜等。

⑥ 饮食禁忌：忌用兴奋神经系统的食物，如烟酒、浓茶、咖啡及刺激性强的调味品。忌辛辣、刺激、霉变、烟熏、腌制及过咸食物，如霉花生、烧焦鱼肉、霉黄豆、腊肉等。不要吃过多的动物脂肪，如猪油、牛油、人造奶油等，以及含胆固醇较高的食物，如蛋黄、鱼子、动物内脏、肥肉等。

治疗期间的营养治疗

一、围手术期

围手术期是围绕手术的一个全过程，从患者决定接受手术治疗开始，到手术治疗直至基本康复，包含手术前、手术中及手术后的一段时间。围手术期患者的营养状况好坏直接影响手术的成功与否及术后的恢复情况，因此围手术期营养治疗也越来越受到大家的关注。

① 手术前应给予患者良好的饮食，使患者有较好的体质以保证手术的顺利进行，这也是促进患者康复的必要条件。所以，患者应在术前一段时间内采取一些具体措施增加营养，如较消瘦的患者要给予高热量、高蛋白质、高维生素膳食，使患者能在短期内增加体重；对较肥胖的患者要给高蛋白质、低脂肪的膳食，以储存部分蛋白质并消耗体内脂肪，因为体脂过多会影响伤口愈合。对患不同部位癌症的患者要有针对性地安排膳食，如肝、胆、胰癌症的患者要用低脂膳食，而胃肠道癌症的患者术前要安排少渣流食或半流食，以减少胃肠道内残渣。

② 手术后初期一般采用特殊途径供给营养，如静脉营养。待胃肠道功能恢复后，可以先给清流食或流食，逐步过渡到半流食，经过一段时间后再依次过渡到软膳食或普通膳食，并要给患者补充大量的蛋白质和维生素。为了促进患者的早日康

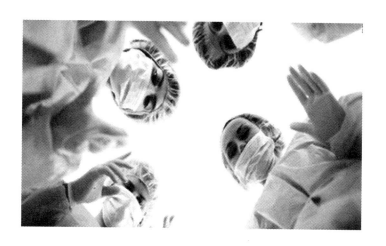

复或尽快接受其他治疗，术后患者原则上给予高蛋白质、适当热量和高维生素的营养膳食，如猪瘦肉、鸡肉、鱼虾、鸡蛋及豆制品，可以给患者喝牛奶、藕粉和鲜果汁，以及多吃新鲜的蔬菜水果。必要时通过ONS进行营养上的补充。

③ 不同手术部位患者的膳食安排亦不尽相同。腹部手术的患者，胃肠手术后，患者在术后2～3天排气，然后可少量清流食，再改为流食；几天后改为少渣半流食，需经一段时间后过渡到软食。口腔部位癌症手术后要酌情允许进食，以半流食和软饭为好。膳食要营养充足，食物细、软、烂，如牛奶、酸奶、豆浆、豆腐脑、藕粉、面糊、菜泥、肉泥等，忌硬食物或辛辣刺激食物。对于头部癌症手术术后昏迷的患者，合理的饮食护理能促进患者早日恢复，并减少合并症发生。昏迷患者一般可采用鼻饲的方法给予喂养。

④ 营养支持应注意个体化。对于心力衰竭、肾衰竭的患者，应注意控制总的液体量和钠钾的摄入量。

二、放化疗

放化疗在杀死肿瘤细胞的同时，正常的细胞也难免会受到损害，从而产生不良反应。这期间是人体最虚弱的时候，所以更应保证足够的营养。一日三餐可与正常人相似，但要适当增加营养，以改善患者的体质。食谱要广，饮食摄取多样化，不可偏食，也不可过分忌食，以保证各种营养素的摄入。科学的饮食与营养对肿瘤患者的康复起着重要的作用。

① 补充蛋白质。在放化疗期间，要多食用高蛋白质食品，如鱼类、瘦肉、奶类、鸡肉等，它能辅助防止化疗引起的白细胞、血小板和免疫力等下降。

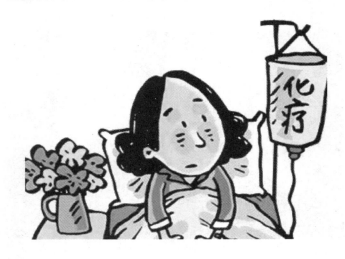

② 食欲不振、恶心、呕吐、口腔溃疡、腹泻、便秘等是放化疗最常见的不良反应，此类患者的饮食应清淡、易消化，可进食少渣半流质或少渣软质饮食。恶心、呕吐患者应少量多餐，避免空腹，避免太甜或太油腻的食物；呕吐严重者，在接受化疗前2小时内应避免进食，以减轻治疗的不良反应。口腔溃疡患者，应避免食用酸味强或粗糙生硬的食物，可利用吸管吸吮液体食物，进食时食物和汤以室温为宜。腹泻的患者，可考虑使用清淡饮食（如过滤的米汤、藕粉等）；严重不良反应者应禁食并遵医嘱输液。便秘的患者，多选用富含膳食纤维的食物（如燕麦、香蕉等），多喝汤水或果汁，可以补充膳食纤维制剂和/或益生菌。为防止和减轻放化疗造成的骨髓抑制反应，引起红细胞、白细胞、血小板、血红素等的下降，患者应食用猪肉、牛肉、羊肉、鸡肉、鸭肉、鱼肉、猪肝等食物。如要纠正化疗患者的缺铁性贫血，可为其选择一些含铁丰富的食物，如各种动物的肝脏、肾脏、蛋黄、瘦肉等，以及含维生素C较高的水果。

③ 食物要多样化。食物应做到多样化，并选那些低脂肪、高蛋白质、多维生素和易消化的食物，粗细粮搭配作为主食以保证营养的平衡。切勿食用辛辣、油炸、刺激性等垃圾食品。

④ 食物要色、香、味俱全。放化疗期间，患者会出现食欲不佳的现象，这样会造成营养不良，从而导致不能尽快康复。为了增加患者的胃口，应经常更换菜肴品种，并注意菜肴的色香味调配，可增加一些无刺激性调味品以增进患者食欲。还可用一些助消化的酸性味食品如山楂糕、红果酱等制作食品。

⑤ 多饮水。放化疗后的患者应多饮水，从而通过尿液排出体内的废物，还可促进食物消化和营养吸收，并可调节体温、滋润皮肤、加速体内新陈代谢及药物代谢等。

⑥ 中医食疗。患者接受放疗后，往往会出现口唇干燥、舌红少苔、味觉嗅觉减轻、食欲下降等津液耗损的现象，故可多吃些滋阴生津的食品，如梨汁、萝卜汁、绿豆汤、冬瓜汤、西瓜等；多吃些鱼、肉、蜂蜜、新鲜蔬菜和水果。化疗期间，由于药物在杀伤肿瘤细胞的同时，难免会使正常的细胞受到一定损害，产生相应的毒副反应，如免疫功能下降、白细胞减少、消化道黏膜溃疡、脱发等。此时患者宜补充高蛋白质食品，如奶、瘦肉、动物肝脏、红枣等。河蟹、黄鳝、牛肉等有助于升高白细胞。香菇、蘑菇、木耳、银耳等能增加免疫功能。如出现食欲不振、消化不良，可增加健脾开胃食品，如白桂、白扁豆、萝卜、陈皮等。手术后患者气血亏虚，可多吃山药、大枣、桂圆、核桃、莲子、河鱼、鸡蛋、奶类等食品，以补气养血。

⑦ 饮食禁忌：忌烟、酒；忌暴饮暴食、油腻食物，忌盐腌、烟熏、火烤和油炸的食物，特别是烤煳焦化的食物；忌辛辣刺激性食物，可放少许做调料；忌霉变、腌腊食物，如霉花生、霉黄豆、咸鱼、腌菜等；忌多骨、多刺、粗糙坚硬、黏滞不易消化及含粗纤维的食物；忌味重、过酸、过甜、过咸、过冷、过热以及含气过多食物；腹水患者忌多盐多水食物。

三、干细胞移植

造血干细胞移植（HSCT）是对患者进行全身照射、化疗和免疫抑制预处理后，将正常供体或自体的造血干细胞经血管输注给患者，使之重建正常的造血和免疫功能。HSCT期间患者要接受大剂量的放射线与化疗药物的预处理，预处理在将肿瘤细胞杀灭的同时也破坏了非肿瘤细胞，尤其是快速生长细胞，如消化道上皮细胞和淋巴细胞等。对这些细胞的破坏会导致消化和免疫功能出现紊乱，从而引起食物摄入减少、消化吸收功能降低以及营养利用障碍。因此，患者营养的调理就显得尤为重要。

① 对于移植患者来说，给予营养的途径首先是经口进食。因此，患者的饮食要求注意卫生，水果蔬菜要洗净，饭菜要新鲜，变质的食品不食用，发酵及腌渍的食品不食用，饭菜尽量自己制作。

② 在移植前1～2周的准备阶段，需加强营养，为移植期间的高代谢储备能量。根据患者饮食习惯，选择患者喜爱的食物，鼓励患者多进食，给予高蛋白、高维生素的饮食，如瘦肉、鱼肉、虾、动物内脏、蛋、奶等，还要多吃新鲜的蔬菜和水果，蔬菜和水果要新鲜洗净，勿食变质、变味的食物，严防胃肠道感染的发生。

③ 大多数患者应用化疗药物的前3天左右，胃肠道反应还比较轻，没有或只有轻度的恶心，此时可为患者提供如馒头、面条、米饭、清淡少油的蔬菜等易消化的食物。当恶心明显时，饮食应清淡，可少量进食，不可不进食。注意少食多餐，如果有口服化疗药，进餐时间应与服药时间最少间隔2小时。由于放化疗对胃肠道的损伤，患者会经常出现腹泻，此时，应禁止食用油类、生冷食物，主要为患者提供面条汤、大米粥、藕粉等食物，必要时补充膳食纤维和/或益生菌。

④ 造血干细胞输注后的大约2周内，为骨髓抑制期，由于白细胞的降低，化疗药物的损伤，多数患者会出现不同程度的口腔溃疡、食管溃疡。患者溃疡较轻时，鼓励患者进食清淡软食或半流食，如面片汤、疙瘩汤、大米粥、小米粥、红豆粥、莲子粥、八宝粥等。患者溃疡较重，应为患者提供少渣流食，如不含米粒的米粥、

藕粉、细玉米面糊、白面粥、蛋白米粉等少渣的流食，以减轻进食时的口腔溃疡疼痛，疼痛明显时，可用吸管吸入，鼓励患者进食，粥类的食物除可以维持消化功能外还可以润滑受损的消化道，有利于溃疡的修复，此阶段避免进食油类，以免引起或加重腹泻。

⑤ 大约造血干细胞输注2周后造血功能开始重建，血象开始上升，白细胞由最低值开始上升，患者的消化道黏膜开始好转，黏膜水肿症状逐渐减轻，溃疡逐渐愈合，消化吸收能力开始恢复，患者的饮食可以逐步从流食改为半流食至软食，如从藕粉米汤改为米粥、面汤、鸡蛋羹，再逐渐进食面包、馒头、鸡蛋饼、少油的炒菜。

⑥ 造血干细胞移植后患者无腹泻、腹胀等不适时，可少量试食一些去油的肉汤或米粥中加入猪肝末、鸡肝末等肉类，如未出现消化道不适，可以逐渐加量食用。

⑦ 免疫移植药物的应用使患者的免疫力降低，所以饮食还应注意清洁卫生，严禁暴饮暴食，严禁饮酒，禁食生冷、辛辣、刺激食物。饮食应为高蛋白、高维生素，富含铁、叶酸、维生素B_{12}等造血所需元素原料的食物，如牛奶、鸡蛋、瘦肉、动物内脏、大枣、新鲜的蔬菜。

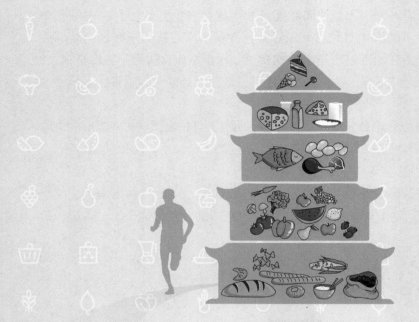

第五章

癌症相关并发症的营养调理

第一节

贫血的营养调理

癌症相关性贫血是指在癌症的发展及治疗过程中发生的贫血。癌症相关性贫血通常是轻-重度贫血，伴红细胞平均体积正常或低下、红细胞外观正常或血红蛋白含量减少、网织红细胞数量异常减少、铁代谢异常及红细胞寿命缩短。贫血是癌症的普通副作用，通常有疲劳、头晕、无精神等贫血症状。研究显示，随着癌症分期的升高，贫血的发生率逐渐升高。轻、中、重度贫血对患者的生活质量、体能状态、精神状态均有影响。贫血对癌症疗效的影响并不十分清楚，但有研究显示，贫血可导致肿瘤细胞缺氧，使肿瘤细胞对放化疗的抵抗力增加，降低治疗效果。更有资料表明，贫血可能是影响患者生存率的独立预后因素之一。癌症相关性贫血可累及多个系统，其临床症状多种多样：在神经系统可表现为认知能力减退、抑郁等症状；心动过速、运动后呼吸困难等循环、呼吸系统症状；腹胀、食欲降低等消化系统症状；月经失调、性欲减退等内分泌及免疫力降低等症状。相关调查研究结果显示，几乎所有类型的癌症合并贫血都会缩短生存期，伴有贫血的较不伴贫血的癌症患者死亡相对风险增加了65%。

癌症相关性贫血的原因是多因素，目前尚未完全阐明。但通常认为以下几个原因与癌症相关性贫血的发生密切相关。

① 营养不良性贫血：体内铁、维生素B_{12}、叶酸缺乏引起的贫血。

② 出血、溶血：癌症引起的急慢性出血，而溶血很少见，主要发生于淋巴瘤患者或药物引起的溶血。

③ 癌症患者后期的放化疗通常对骨髓有一定的抑制作用。

④ 炎症介导内源性促红素分泌减少。癌症释放炎症介质如IL-1β、TNF-α、IFN-γ抑制内源性促红素生成，且促红细胞生成素与血红蛋白之间的反馈调节减弱，故在同等程度贫血状态下，癌症患者较其他患者更易发生贫血。流行病学调查研究显示，癌症相关性贫血的发生率较高，其发生率与年龄、性别、癌症类型、有无骨髓侵犯以及是否使用铂类药物相关，欧洲癌症贫血的发生率达67%，其中仅有38.9%的患者接受抗贫血治疗，而我国的调查结果显示，癌症相关性贫血的发生率高达36.7%，其中女性患者贫血比例显著高于男性，胃癌患者的重度贫血比例最

高，差异均具有统计学意义。

对于不同原因引起的癌症相关性贫血，要采取相对应的方法进行针对性治疗。

① 输血。输血及红细胞是治疗癌症相关性贫血的主要方式之一，尤其在血液系统癌症化疗过程中，输血具有起效快、效果明显的作用，但这种作用是短暂的，对贫血的根本性治疗无任何作用。输血治疗有一定的副作用，有研究认为，长期输血可引起机体免疫功能异常，缩短癌症复发时间，降低总体生存率。

② 补充铁。针对铁缺乏引起的缺铁性贫血，在饮食中应注意选择一些含铁丰富的食物，如瘦肉末、动物内脏、豆类及其制品、香菇、海带、木耳等菌类。维生素C能促进铁的吸收，烹调时应多选择含维生素C丰富的蔬菜。同时饮食中应避免摄入影响铁吸收的因素，如浓茶、咖啡、可可、菠菜等。午餐或晚餐时需添加一个动物肝脏、血豆腐等原料制作的菜肴。对于失血过多的患者，不仅摄入含铁丰富的食物，而且需要服用铁强化食品或铁剂。补充铁剂是治疗癌症相关性贫血的主要方法。研究结果显示，补充铁剂能够提高贫血治疗的疗效。

③ 重组人红细胞生成素。重组人促红细胞生成素是用于治疗癌症相关性贫血的主要治疗方法。促红细胞生成素为内源性糖蛋白激素，大部分由肾脏成纤维细胞产生，小部分由肝脏产生，通过血流运送至骨髓，调节红细胞生成。现代研究认为：促红细胞生成素治疗肿瘤相关性贫血可增加血红蛋白水平，减少输血需求，并改善生活质量及提高化疗患者的认知能力。

第二节

白细胞减少的营养调理

癌症患者可出现白细胞减少的现象。当白细胞减少时，患者的抵抗力下降，身体各个系统容易感染病毒和细菌，包括呼吸系统、消化系统、泌尿系统等，甚至发生败血症危及生命。同时白细胞减少也可限制化疗、放疗的进行，可以导致慢性炎症，进一步加重原发肿瘤。癌症患者白细胞数量减少的原因是多方面的。

① 癌症患者三大营养物质代谢异常引起蛋白质、维生素以及锌、铁等金属离子的缺乏。氨基酸的缺乏可影响淋巴细胞及抗体的生成。锌是许多含金属酶活性的辅因子，免疫细胞的分化需要许多酶的支持，T细胞的成熟和更新也需要锌。蛋白质的缺乏导致运铁蛋白含量降低，铁的缺乏可引起淋巴细胞萎缩，减少淋巴细胞数

量。同时铁缺乏还可影响中性粒细胞的合成。

② 癌症术后患者白细胞总数通常减少，尤其是胃肠道癌症更是常见，可能原因是胃肠道手术切除部分胃和小肠，使营养物质消化吸收能力减弱，进而引起白细胞合成减少。

③ 放化疗对白细胞的影响：放疗和化疗是癌症患者常见的治疗方式，化疗药物在杀死癌细胞的同时也会对正常细胞造成伤害，特别是对增殖较快的骨髓造血干细胞损害更为明显，放疗使用的射线可直接损伤白细胞的DNA，进而杀伤白细胞。中性粒细胞减少性发热是癌症患者本身及治疗过程中最常见的并发症，累及多个系统的感染，常表现为发热、咳嗽、乏力等症状，使用抗生素进行抗感染治疗虽然有效，但有很多的副作用，并且感染控制不好会危及生命。

在进行高剂量化疗的急性骨髓性白血病患者中，使用谷氨酰胺的肠外营养的患者血液中的中性粒细胞数比应用普通肠外营养增长得更快。

癌症晚期患者的营养治疗原则是提高进食能力，增强其免疫功能及抗氧化能力。白细胞减少、免疫功能低下的患者应全面补充营养，多食用肉、鱼、蛋、奶、豆制品及新鲜的蔬菜、水果等，再配合吃河蟹、黄鳝、牛肉等有助于升高白细胞的食物以及山楂、萝卜等健脾、开胃的食品，此外还可吃乌骨鸡、动物肝脏、动物血、大枣、阿胶、花生仁等补血的食物。同时针对不同原因引起的白细胞数量减少应采取不同的营养方式。

① 针对放疗、化疗引起的白细胞数量减少，患者应选择高蛋白高热量的饮食以补充因治疗而损耗的能量，饮食清淡，以细软易消化为主，可进食少渣半流或少渣软饭，多食用木耳、香菇、蘑菇等菌类，研究显示菌类食品中含有多糖类成分，对提高人体细胞免疫力具有较好作用。蛋白质类应选择富含优质蛋白质的肉、蛋、奶类，烹调方法易选择蒸、煮、炖等方式，可抑制或减轻骨髓抑制引起的白细胞、血小板等的下降，放疗术后忌狗肉、羊肉、葱、姜等热性食品和辛辣刺激食。腹部放疗的患者，应多饮水，少量多餐，少食用牛奶、甜食和蜂蜜防止肠道不适。

② 针对胃肠道术后引起的白细胞减少，研究显示术前如果改善患者的营养状况，可增加患者的抵抗力和对手术的耐受力，减少术后并发症和感染，促进伤口愈合。术前2～3天起给予少渣半流，术前一天给予流食，术前5天起给予要素膳。术后，患者经口进食后，饮食应从流食逐渐过渡到半流食、软食和普食。日常饮食应做到干、稀分食，如欲用汤汁、饮料等，宜在餐前或餐后0.5～1小时，同时应减少碳水化合物摄入量，增加脂肪和蛋白质摄入量，禁用或少用糖果甜食，脂肪可减缓胃排空速度，部分患者术后适量吃些油条、油饼反而感到舒服，但需慎重适量

食用，同时应少量多餐，每日5～6餐，定时定量进餐，以利于消化吸收和预防倾倒综合征。

③ 癌症患者机体营养物质代谢存在异常，基础耗能增多，患者的营养需求包括日常基本营养和因肿瘤生长、感染及治疗所需要增加的营养需要，因而各种营养素的供给量要高于推荐量，特别是优质蛋白质的摄入量。

我国传统医学的益气养阴药、食材含有多糖类的成分，有提高其免疫功能的作用。此外，这类药、食材富含类胡萝卜素、维生素E、维生素C和微量元素硒，具有较强的抗氧自由基作用并可帮助患者纠正其营养不良，同时有抑制癌基因表达的作用。

第三节
免疫力低下的营养调理

癌症患者普遍存在免疫低下，免疫力下降多发生在器官功能衰竭或癌症扩散之前。研究显示，50%的癌症患者死于各种感染。免疫营养治疗是指通过使用一些特殊营养物质，改善癌症患者免疫抑制功能，增强机体抗病毒能力。目前应用较多的免疫营养物质主要包括精氨酸、谷氨酰胺、ω-3系列脂肪酸以及硒等。

许多研究证实，适量补给硒能够降低恶性肿瘤的发病率。硒是人体必需的微量元素，是人体多种酶的活性中心，通过抗氧化作用清除人体内自由基，提高机体免疫力。硒还能促进淋巴细胞产生抗体，使血液免疫球蛋白水平升高或维持正常，提高机体免疫力。此外，在放疗、化疗过程中，硒能起到增强解毒效果的作用。在化疗药物中常用的环磷酰胺、顺铂等化疗药物在杀死癌细胞的同时，也具有一定的副作用，可降低人体免疫力。临床研究显示，硒作为解毒剂，不但不影响化疗物的效果，并能预防放化疗时出现的耐药性。

谷氨酰胺是血循环和体内游离氨基酸池中含量最丰富的氨基酸。谷氨酰胺不仅是蛋白质合成的前体物质，而且是许多物质代谢的中介物质，是嘌呤、嘧啶和核酸等物质合成的前体和氨基酸源的供给者，也是肾内氨生成的重要底物，因而参与体内酸碱平衡的调节。谷氨酰胺被认为是机体在应激状态下的必需氨基酸，多项研究中指出，肠内外营养制剂中添加谷氨酰胺具有保护肠黏膜屏障，降低化疗诱导的腹膜炎、腹泻的发生频率和严重性，改善患者的氮平衡作用。肿瘤患者多伴有免疫抑制，表现为免疫球蛋白及抗体较正常水平减少、免疫细胞减少。研究显示，提供外源性谷氨酰胺可明显增加患者的淋巴细胞总数、T淋巴细胞和循环中CD4+/CD8+的比率，增加抗炎介质的产生，改善患者的免疫功能。

ω-3系列不饱和脂肪酸可促进前列腺素PGE2向PGE3转化，PGE3可改善T淋巴细胞的功能，增加NK细胞的活性和巨噬细胞的产物白细胞介素1（IL-1，简称白介素-1）的产物。IL-1对免疫细胞具有一定的调控功能，对机体的巨噬细胞、粒细胞、自然杀伤（NK）细胞及T细胞、B细胞等特殊的免疫活性细胞的增殖、分化和功能具有不同程度的强化作用。ω-3系列脂肪酸主要分为二十碳五烯酸（EPA）和二十二碳六烯酸（DHA），主要存在于深海鱼油中，具有抗血栓、降血脂、降血压、抗动脉粥样硬化等作用，并对过度的炎症反应有抑制作用。体外细胞实验和动物实验均证明，ω-3系列脂肪酸对多种癌症和癌症细胞具有抑制和杀伤作用。流行病学调查研究显示，ω-3系列脂肪酸对乳腺癌、前列腺癌、结直肠癌等癌症的发生、发展具有抑制作用。

精氨酸可直接增加巨噬细胞的免疫细胞毒性，加强T细胞的增殖，增强自然NK细胞、IL-2和受体的活性。机体在应激状态下对精氨酸的需求量增加，提供充足的精氨酸能保护机体的免疫功能。国外有研究显示，精氨酸强化的全肠外营养对结直肠癌患者的免疫能力有促进和增强作用。增加多元性精氨酸不仅能提高T细胞对有丝分裂原的反应性，促进T细胞的分泌和IL-2受体的表达，还能增加辅助性T细胞的数量和功能，抑制抑制性T细胞的产生和功能，提高巨噬细胞的活性，增加巨噬细胞对癌症细胞的杀伤作用。IL-2是一种重要的细胞因子，在癌症免疫中具有重要的作用，能激活并促进T细胞增殖，激活T细胞、自然杀伤细胞、巨噬细胞等效应细胞，刺激T细胞产生IL-2、肿瘤坏死因子等免疫增强因子产生抗癌作用。精氨酸是一氧化氮的前体物质，其代谢产生的一氧化氮，对癌症细胞具有直接杀伤作用。另有研究显示，精氨酸能够抑制癌细胞增殖，并具有化学致癌的作用，使癌症转移的发生率下降，降低癌症切除术后的转移率和复发率。

第四节

食欲缺乏、厌食的营养调理

癌症患者常伴有食欲下降，这也是引起癌症患者营养不良的原因。癌症患者食欲下降通常认为与食物摄取中枢和相关的外周信号通路紊乱相关。癌症患者通常有味觉和嗅觉的改变，味觉异常的改变通常认为与癌症细胞生长有关，但与癌症类型无关。大约有1/4的患者甜味觉和咸味觉提高，苦味觉敏感性增加。有研究指出味觉改变与癌症患者微量元素锌、锗缺乏有关。最近研究证实，癌症组织释放的恶病质激素能作用于下丘脑中饥饿与饱胀感中枢，使患者出现厌食、疼痛、发热症状。癌症患者常有早饱感，与肿瘤产生的早饱因子作用于下丘脑有关。血糖、脂肪酸和体内乳酸水平升高及血浆氨基酸浓度变化等被认为是影响进食行为的外周因素。目前，认为儿茶酚胺和色氨酸两大神经介质系统在进食行为中具有重要作用。癌细胞生长增加了血浆色氨酸浓度，色氨酸浓度增加可引起下丘脑腹内侧核5-羟色胺能神经元活性增强，在厌食发病过程中具有重要作用。白介素-1可通过影响机体的物质代谢，使五羟色胺合成和释放增加，刺激下丘脑腹侧核饱食中枢引起厌食。白介素-6、肿瘤坏死因子-α等细胞因子直接作用于中枢产生厌食症。癌症本身局部作用是进食减少的另一因素，原发肿瘤腹腔内或腹腔外占位生长所导致的胃肠道机械性肠梗阻、胃排空延迟、消化道吸收障碍，体液异常丢失等均可引起进食减少和厌食。癌症患者常伴有味觉和嗅觉异常，压抑、焦虑和剧烈疼痛等均可使患者食欲下降。另外，化疗、放疗和手术治疗引起的组织消耗等均会加重患者恶病质发生的概率。此外，葡萄糖经无氧酵解产生大量乳酸，导致体内乳酸堆积或清除率下降使肿瘤周围环境发生改变，激发恶心和厌食。伴有肝转移的癌症患者常伴有肝功能不全，肝脏不能清除葡萄糖无氧酵解产生的乳酸，而导致厌食。此外，由于患者焦虑、抑郁等心理因素以及疼痛和控制疼痛的药物的副作用也可影响食欲及进食习惯。

临床上治疗癌症后期患者食欲不振常用的药物有糖皮质激素和醋酸甲地孕酮，甲地孕酮的主要机制是通过刺激神经肽Y的释放增加，调节下丘脑腹外侧核的钙通道；甲地孕酮还可能抑制白介素-1、白介素-6和肿瘤坏死因子等细胞因子的活性抑制恶心、呕吐。该类药物虽然能在短时间内增加食欲及机体脂肪组织，但并不能改善患者瘦组织的消耗，并且临床上观察该类药物存在一系列的副作用。临床许多研究显示，糖皮质激素可在4周内明显改善恶病质的各种症状，但很少有体重增加，其作用机制并不十分明确，但可能与前列腺素代谢或抑制细胞因子释放有关。

同时我国中医学的药膳在治疗食欲缺乏、厌食等相关症状也具有一定的效果，患者可食用一些健脾开胃的药膳，举例如下。

① 山楂肉丁：山楂100克，猪瘦（牛）肉1000克，菜籽油250克，及香菇、葱、姜、胡椒、料酒、味精、白糖各适量。先将瘦肉切成片，用油爆过，再用山

楂、调料等卤透烧干，即可食用。

② 黄芪山药羹：用黄芪30克，加水煮半小时，去渣，加入山药片60克，再煮30分钟，加白糖（便秘者加蜂蜜）即成。

这两款药膳具有益气活血，增加食欲，提高胃肠吸收功能的作用。

在饮食上，要尽量每天更换食谱，改变烹调方法，新的食物常常可促进患者的食欲，例如以前经常吃鸡肉的患者可以适当每周增加几次鱼肉、猪肉的摄入，同时改变烹调方法使食物具有不同的色香味，也可以促进患者的食欲。但是，选择食物的原则是以细软易消化为主，烹调时多采用蒸、煮、烩的方式使食物细软，容易被患者消化吸收。水果中可选用山楂、话梅、草莓、甜橙等具有开胃作用的水果以促进患者食欲，蔬菜中应尽量选择含膳食纤维丰富的蔬菜，因为膳食纤维可促进胃肠道蠕动，有助于消化和排泄。

第五节
恶心、呕吐的营养调理

恶心、呕吐是癌症患者常见的症状。恶心是一种胃内的不适感，可伴或不伴呕吐，常伴有头晕、心动过速、流涎增多等迷走神经兴奋症状。呕吐是通过膈肌、肋间肌肉、腹部肌肉收缩，在胃的强烈收缩运动下，使胃内容物或一部分小肠内容物不自主经口排出的过程。剧烈的干呕和呕吐可导致食管撕裂、术后切口撕开等并发症，长期呕吐的患者会伴有脱水、酸碱失衡、电解质紊乱等并发症。引起癌症患者恶心、呕吐的原因很多，常见的有以下几种。

① 颅内肿瘤增大占据颅腔内容积，影响脑脊液的循环和吸收，同时脑肿瘤细胞可形成癌栓，阻塞微小动脉，使脑组织缺氧，继而引起颅内压增高，产生恶心、呕吐。

② 癌症患者由于免疫力低下易合并细菌、真菌以及寄生虫等病原体感染引起细胞毒性及血源性脑水肿，引起颅内占位效应，颅内压增高，从而引起恶心、呕吐。

③ 原发或继发性肿瘤累及膈肌、胃肠道，引起胃潴留、肠道梗阻，或肿瘤累及肝胆胰腺，引起急性肝功能改变、胆道出血、腹部淋巴结肿大压迫胃肠道，引起继发性胃肠道梗阻，均可出现恶心、呕吐。

④ 癌症患者后期需要接受放化疗治疗。放疗可引起继发性脑水肿，颅内压增

高，同时放射线还可损伤胃肠道黏膜，继而引发恶心、呕吐。化疗药物对正常细胞具有一定的损伤，特别是铂类药物，具有较强的细胞毒性，可刺激消化道产生大量的五羟色胺，作用于小肠受体并激活迷走神经传导系统，呕吐中枢被激活，使恶心、呕吐等胃肠道反应出现，损伤消化道黏膜，使消化道功能降低，进食减少，特别是消化道肿瘤术后患者，甚至出现胃瘫。肿瘤本身也会造成机体部分或完全肠梗阻。对肝癌术后的研究显示，疼痛与恶心呕吐有显著直接正向效应，疼痛时间程度越高，持续时间越长，患者发生恶心、呕吐的可能性越大。

癌症患者后期恶心、呕吐严重者应口服维生素 B_6、灭吐灵等药物，可减轻其症状，呕吐特别严重时可肌内注射灭吐灵等药物。临床医生应根据患者的情况开具甲氧氯普胺、格雷司琼等止呕的药物。甲氧氯普胺适用于因胃潴留引起的早期饱胀感和对厌食症的治疗。格雷司琼等色氨酸受体拮抗剂对改善化疗过程中的呕吐具有显著疗效。

恶心、呕吐较严重者应告诫其少量多餐，每日6～8餐，在白天有限的时间内多吃饼干、面包片、豆腐干等干的食物，饮食清淡、多吃细软易消化的食物，如鸡蛋面、咸饼干、烤面包、鲜榨果汁等，避免酱油、咖喱、胡椒等口味较重的调料和辛辣刺激的食物，可吃凉的原味的食物；不吃过甜、油腻或油炸的食物，如甜点心、炸薯片、面包圈等。进食时应细嚼慢咽，如果吃饭后感觉到疲劳等身体不适，应斜躺着休息至少一个小时。建议患者吃固体食物前后30～60分钟小口喝水，每天喝8杯水，每次呕吐后应额外增加半杯至一杯水；同时每天小口多次喝水可以预防脱水，白开水、果汁等清淡的或凉的饮料可能比热的或冰镇饮料更易耐受。同时告诫患者应注重保持口腔卫生，饭前饭后要漱口；如果口腔有异味可以含块清新口气的硬糖，如薄荷糖或柠檬糖。建议患者在每次呕吐停止后再进食食物，同时应注意选择良好的就餐环境，避免进餐的房间有异味等。如果恶心、呕吐较为频繁，完全不能经口进食的癌症患者可给予鼻饲或通过鼻肠管给予营养，如果患者不能进食，同时又不能接受肠内营养，应给予全肠外营养。

我国中医在治疗肿瘤患者后期恶心、呕吐等胃肠道症状也具有一定的效果，下面列举了一例具体的食疗方：新鲜芦根150克、竹茹20克、薏苡仁50克、粳米50克，挑选并洗净新鲜芦根、竹茹，芦根晾干后切成碎段，与竹茹同放入砂锅，加水适量，浓煎30分钟，去渣取汁，待用。蒋薏苡仁、粳米淘洗干净，薏苡仁先放入砂锅，加水适量，大火煮沸后，改用小火煨煮30分钟，再放入粳米，并加入芦根、竹茹浓煎汁，根据情况可加适量清水，大火煮沸，改用小火煨煮成稠粥，早晚2次分服。

第六节

吞咽困难的营养调理

吞咽困难是指食物从口腔至胃、贲门运输过程中受阻而产生咽部、胸骨后、食管部位的梗阻停滞感觉。神经或非神经系统疾病均可导致吞咽困难，11% ~ 20%的癌症患者存在吞咽困难。几乎所有头颈部肿瘤患者都存在吞咽困难，其他部位肿瘤如肺癌、淋巴瘤转移到颈部或颅底时也会出现吞咽困难。吞咽是涉及脑干、5对脑神经和34块骨骼肌的，包含有两个随意运动和两种反射的一系列有序而协调的操作，其中任何环节的异常均可能导致吞咽困难。头颈部肿瘤患者放疗后会发生一系列反应，患者在急性期可能出现口腔溃疡、吞咽困难、口干、没有食欲、味觉丧失等症状。放疗反应主要造成唾液腺的损害，唾液分泌减少，唾液黏滞，患者咀嚼和吞咽困难，唾液减少使口腔细菌菌落发生改变，易发生龋齿，放疗还会破坏牙齿结构，使其中的有机物质发生变性，患者对冷、热、甜的食物敏感，由于黏膜、唾液腺、味觉感受器、牙齿的变化，使患者进食减少。口腔咽部放疗还可引起咽炎、食管炎和吞咽困难，后期食管炎可导致食管狭窄和梗阻。临床上可结合吞咽困难的伴随症状来判断病变的部位：

① 伴呃逆常显示食管下端病变如贲门癌、贲门失弛缓症、膈疝等；

② 拌呕血，常见于食管癌、肉芽肿性病变、反流性食管炎或溃疡等；

③ 拌吞咽疼痛，多见于口腔咽部炎症或溃疡、食管炎症或溃疡、食管贲门失弛缓症等；

④ 伴单侧胸部喘鸣音，常提示有纵隔肿瘤压迫食管或压迫一侧主支气管。

癌症患者后期出现吞咽困难时，应告诫患者：

① 保持口腔、食管清洁，每次饭后饮水冲洗食管，并适当应用抗生素控制感染；

② 应采用少量多餐的形式，每日5 ~ 6餐，给予患者半流食或流食，选用高蛋白、高热量和高维生素食品；

③ 不要吃过甜、辛辣油腻等刺激性食物，适当进食带有咸味的食物和点心，饭前可服用蜂蜜，以利于吞咽；

④ 如果口腔干燥及唾液分泌减少，则采用流质饮食，可用茶叶水、柠檬水、水果汁、葡萄糖液、橙汁、乌梅汤湿润口腔；

⑤ 如口腔溃疡剧烈疼痛影响吞咽，饭前用2%利多卡因喷雾，或制成混悬液润喉后咽下，亦可用地卡因糖；

⑥ 必要时可将蔬菜、水果榨汁，也可将瓜类菜、绿叶菜等蔬菜切碎便于患者咀嚼吞咽，蛋白质类应选用优质蛋白质，以禽类、鱼类、奶类、蛋类、瘦肉为主，优先选用小鸡腿肉、鱼肉等细软易消化的肉类，可将肉类氽成丸子，以利于吞咽保证机体营养的需要；

⑦ 吃饭时坐直，细嚼慢咽；

⑧ 用餐过程保持安静，餐前如果喉部感到紧张，可打哈欠以放松痉挛状态，吃饭时应注意干稀分食；

⑨ 如果经口进食不能满足机体能量需求，可选择肠内营养的方式补充能量，维持机体代谢，提供营养；

⑩ 如果病情严重，不能进食则应选用全肠外营养的方式提供机体能量。

第七节

腹泻的营养调理

腹泻一般是指每天排便次数增加，超过平日习惯的频率，且粪质稀薄，水分增加，有的含有黏液、脓血，或者未消化的食物及其他病理性内容物，可分为急性腹泻和慢性腹泻。许多肿瘤患者常常出现腹泻，医学上称之为"肿瘤相关性腹泻"。这种腹泻可以是癌症本身所致，也可以是各种癌症治疗手段所引起，严重影响着患者的生活质量和治疗效果，重者甚至可能危及生命。当癌症患者发生腹泻时，饮食上如何调理呢？在饮食治疗上，目的是预防并纠正水及电解质平衡失调，供给充足营养，改善营养状况，避免机械性及化学性刺激，使肠道得到适当的休息，有利于改善腹泻症状。

一、急性腹泻饮食治疗

1.治疗原则

排便次数多，常伴呕吐，严重者伴脱水和电解质紊乱，此时可暂时禁食，使肠道完全休息，必要时由静脉输注补液，以防失水过多。待呕吐停止后可开始进食清流质，如蛋白质水、浓米汤、薄面汤等，以咸为主，少量多餐，每日6～7餐。早期禁牛奶、蔗糖等易产气的流质饮食。有些患者对牛奶不适应，喝牛奶后常加重腹泻。排便次数减少、症状缓解后改为低脂流质饮食，或低脂少渣、细软易消化的半流质饮食，如大米粥、藕粉、蒸蛋羹、豆腐脑、烂面条、面片等。待腹泻基本停止后，可进食低脂少渣软食，如面条、粥、馒头、烂米饭、鸡肉米粥、土豆泥、肉丸子等。尽量减少胃肠道的刺激，禁食含粗纤维多的蔬菜、水果和粗粮，如生葱蒜、韭菜、芹菜等，可食用少量含纤维少的冬瓜、胡萝卜、去皮西红柿等。以后逐渐过渡到普食。可适当补充B族维生素和维生素C。禁忌饮酒，禁食肥肉、坚果。食物温度不宜过冷，以免刺激肠蠕动。

2.食谱举例

（1）清流食

早餐　米汤

加餐　淡茶水

午餐　焦米粥汤

加餐　藕粉

晚餐　杏仁霜

加餐　小米汤

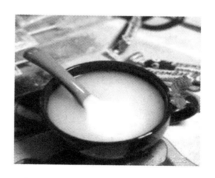

（2）流食

早餐　豆腐脑

加餐　蛋花汤

午餐　布丁

加餐　蒸蛋羹

晚餐　藕粉

加餐　米糊

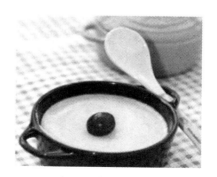

（3）少渣低脂半流食

早餐　白米粥 蒸蛋羹

加餐　煮苹果 饼干

午餐　鸡蛋龙须面、烤面包干

加餐　橙汁 饼干

晚餐　鸡肉米粥 胡萝卜泥 烤小面包干

加餐　藕粉

二、慢性腹泻饮食治疗

1. 治疗原则

　　低脂少渣、高蛋白高能量饮食。慢性腹泻患者肠道消化吸收能力差，存在营养不良，在饮食上，建议低脂少渣饮食，每天限制脂肪的摄入，过多不易消化并加重胃肠道负担，刺激胃肠道蠕动加重腹泻。注意烹调方法，以蒸、煮、余、烩、烧为主，禁用油煎炸、爆炒、滑熘等。可用食物有瘦肉、鸡肉、虾、鱼、豆制品等。注意粗纤维多的食物能刺激肠蠕动，使腹泻加重，当腹泻次数多时，最好暂时不吃或尽量少吃蔬菜水果，可饮用鲜果汁、番茄汁等补充维生素。慢性腹泻病程长，常反复发作，易造成体内储存热能的消耗，为改善营养状况，应高蛋白高能量饮食，选择易消化类食物，如粥、挂面、面包类以及发酵的面食类，多选用低脂易消化的高蛋白质食物，如鸡蛋、鱼、鸡肉、瘦肉以及豆腐等。采用逐渐加量的方法，坚持少量多餐，进食温和性食物，避免刺激性、过敏性、高渗性食物以及过冷、过热、产气过多的食物。

2. 食谱（少渣低脂软饭）举例

早餐　白米粥、煮鸡蛋、小面包、
　　　酱豆腐

午餐　芙蓉鸡肉片、冬瓜、番茄薄
　　　面片、小笼包

加餐　橙汁、饼干

晚餐　蒸鳕鱼、南瓜、软饭

加餐　煮苹果 烤面包干

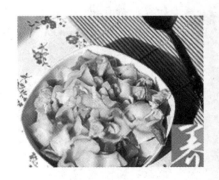

第八节

便秘的营养调理

便秘是指排便次数太少、排便困难费力，粪便干结、量少或排空不畅。

便秘是癌症患者尤其是老年患者和晚期癌症患者的常见症状，其最常见的原因是肠道蠕动减慢和肠道功能紊乱。

癌症患者便秘的影响因素有以下几个：心理因素，患者精神高度紧张、焦虑造成神经反射失调；生理因素，随年龄增加，肌肉收缩力下降，机体对排便反射的敏感性下降；环境因素，患者对环境的陌生感，也会影响排便；饮食因素，高蛋白质、低纤维膳食，过于精细的饮食，刺激肠道蠕动作用减弱；药物因素，如阿片类（吗啡、羟考酮等）、化疗药（长春新碱、长春地辛、紫衫醇等）、止吐药（尤其是5-HT3受体拮抗剂如格拉斯琼、恩丹西酮）、止泻药、神经精神药、降压药等；疾病本身因素，如癌症患者机体慢性消耗，调节排便功能中枢神经减退，肿瘤造成的消化道梗阻，放化疗、手术后、疼痛引起的肠道运动抑制等；患者本身因素，如癌症患者不愿意或者不能下床走动；其他因素等。

癌症患者便秘的治疗目标是：尽可能改善便秘症状，尽可能重建肠道功能。

一、便秘的预防

① 养成良好的饮食习惯，改正不良的饮食习惯，特别是不吃早餐的习惯。

② 运动锻炼。患者应适量运动，特别是卧床患者，应进行腹部及盆底肌的肌肉锻炼。

③ 排便训练。不抑制便意及排便，养成及时排便的习惯，并训练定时排便。大多数肠道功能正常的人群，常在每天同一时间排便。排便时间大约在醒后2小时左右。针对疾病，解除癌症本身造成的肠道梗阻，维持水电解质酸碱平衡，调整心态，调整情绪，改善抑郁，使用缓泻药。

二、便秘的膳食治疗

① 适当增加膳食纤维的含量，食物勿过于精细，膳食纤维在胃肠道中可吸收

水分，增加粪便体积和重量，刺激肠道蠕动，促进粪便排出。富含膳食纤维的食物有蔬菜、水果和粗粮。蔬菜可食用菠菜、豆芽等。水果可食用香蕉、木瓜、梅以及某些干果，如大枣、葡萄干、无花果干、柿子饼也有通便作用。粗粮可采用玉米、小米、糙米以及各种杂豆等，也可增加魔芋糕或果胶冻等，利用它们的吸水性使肠内容物膨胀，促进肠蠕动，利于排便。

② 增加维生素 B_1 的摄取量，如麦麸、粗粮、蔬菜、豆类及其制品。

③ 增加饮水量，每日清晨空腹饮1~2杯温凉淡盐水或每日饮水6~8杯，将水作为润滑剂软化粪便，刺激肠蠕动。

④ 可食用蜂蜜、香蕉、芝麻、核桃，或每日饮1~2杯酸奶以增加消化功能，起到通便作用。

⑤ 痉挛性或阻塞性便秘多由于肠壁肌肉过度紧张，导致肠腔狭窄，膳食纤维太多或肠道肿瘤等会阻塞肠腔，使大便不易通过形成便秘。针对病因应减少膳食纤维量，采用少渣半流或少渣软饭，禁用含纤维高的食物和强烈刺激性食品，如粗粮、高纤维生菜及辣椒、浓咖啡、胡椒粉等调味品，膳食中可增加水分，多饮水或采用吸水性强的果汁冻以及苹果泥、苹果汁等使大便软润，易于排出。

三、便秘的食谱举例

1.高纤维膳食

早餐	牛奶麦片粥 全麦面包 煮鸡蛋 拌黄瓜
午餐	肉片炖海带 拌魔芋 菠菜 胡萝卜丝 白菜豆腐汤 花卷
晚餐	清炖鸡块 白萝卜 炒豆芽 赤豆大米饭

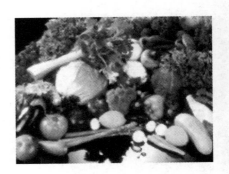

2.低纤维膳食

早餐	牛奶 煮鸡蛋 面包 果酱
午餐	溜鱼片 炒胡萝卜丝 西红柿蛋花汤 米饭
晚餐	肉末炖豆腐 海米冬瓜汤 花卷 白米粥

第九节

乏力的营养调理

很多癌症患者在治疗期间常常会感到乏力，天天喊累，昏昏欲睡，即使他们什么也不做，还是会觉得累，乏力是癌症患者的常见症状，也是接受化疗、放疗、生物调节剂治疗等抗癌治疗的不良反应。癌症相关性乏力常与疼痛、抑郁、贫血、低蛋白血症、营养不良、恶病质等病变并存。在癌症治疗的过程中，患者高度的疲劳及其他症状可导致严重的功能障碍。患者在身体极度疲劳的情况下，往往会出现胃口不佳、摄入不足、营养不良，通过饮食的调理及加强，可以改善患者疲劳的症状。

① 少量多餐，多吃易消化的食物，可给予半流食、软食。坚持进食，在三餐之外可增加一些体积小、热量高、营养丰富的食物，如面包干、蛋类制品。不要吃过甜、辛辣、油腻等食物。

② 增加富含 ω-3 脂肪酸的鱼类，尤其是海鱼，如鲭鱼、鲑鱼、银白鱼、鳕鱼等。

③ 增加维生素含量丰富的食物，特别是多摄取富含B族维生素及微量元素钙、镁等抗压力的营养素食物。B族维生素是缓解压力、营养神经的天然解毒剂。可选择瘦肉、鸡蛋、牛奶、鱼虾、新鲜的蔬菜和水果。

④ 注意摄取含有辅酶Q的食物，如麦麸、芝麻、豆类植物、沙丁鱼、菠菜和花生等，能增强耐力，对机体细胞能量的产生是很重要的。

⑤ 给予增强免疫力的食物，膳食中可补充菌类的食物，如香菇、木耳、金针菇、鸡腿菇等。

⑥ 食用一些补气、补血的药膳，如在食物中加入黄芪、党参、人参、西洋参等，以补气血，减轻疲劳，恢复体力。常用的补气血的药膳有黄芪桂圆童子鸡、补虚正气粥（黄芪、人参、粳米）、归参鳝鱼羹等。

⑦ 注意烹调方法，给予蒸、煮、炖、炒、拌、烩、溜等烹调方法，避免油炸、爆炒、油浸、熏、烤等方法。

第十节
体重下降的营养调理

癌症患者的营养代谢会发生很大的变化，其原因是多方面的，如肿瘤分泌的一些细胞因子如肿瘤坏死因子的作用、治疗引起的影响等，细胞因子可引起蛋白质丢失、脂肪消耗、食欲下降等，进而导致患者体重下降。患者体重下降的危害有以下几点。

① 损害免疫力，易导致并发感染等。
② 损害对放疗、化疗、手术等的耐受力。
③ 缩短存活时间。
④ 损害生命质量。
⑤ 与肿瘤复发、转移可能有相关性。

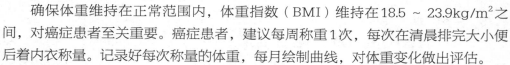

确保体重维持在正常范围内，体重指数（BMI）维持在18.5 ~ 23.9kg/m^{2}之间，对癌症患者至关重要。癌症患者，建议每周称重1次，每次在清晨排完大小便后着内衣称量。记录好每次称量的体重，每月绘制曲线，对体重变化做出评估。

饮食建议：少量多餐，4 ~ 6餐/日。鼓励患者多进食，以细软易消化食物为主，食物多样化。每天至少吃约400克不同种类的非淀粉类蔬菜和水果，非淀粉类蔬菜包括绿叶菜、西蓝花、茄子等以及根茎类蔬菜，如胡萝卜、甘蓝及白萝卜等，不包括土豆、山药及甘薯等；谷薯类250 ~ 400克；鱼虾类50 ~ 100克；畜禽肉50 ~ 75克；蛋类25 ~ 50克；奶类及其制品300克；大豆及其制品25 ~ 50克；烹调油25 ~ 30克；食盐不超过6克。烹调方法以蒸、煮、焖、炖、炒为主。每日饮水量1500毫升，根据病情调整至适宜的个体需要量。若上述的食物量，患者全天进食量不足60%，可适当用营养制剂补充能量及蛋白质。

第十一节
味觉或嗅觉改变的营养调理

味觉或嗅觉改变，是癌症化疗常见的不良反应之一，给患者的生理、心理和社会交往造成严重影响，降低其生活质量。味觉和嗅觉改变一般呈暂时性，在化疗结束后6个月内，会逐渐恢复正常。患者味觉改变的类型、严重程度和困扰程度等存在很大的个体差异。比如品尝食物像是在吃硬纸板或砂纸，感觉食物变得太咸、太甜、太酸或太苦，或是根本没有味。食物虽然和以前一样，但味道不再有愉悦感。由于进餐过程中缺少满足感和愉悦感，多数患者抱怨味觉或嗅觉改变导致食欲减退，食物摄入减少，饮食习惯改变，造成体重下降和营养不良。积极补充营养，可减少并发症，增加抗癌的耐受力，提高化疗的效果。

对于癌患者味觉或嗅觉的改变，调整好饮食，可以增加患者的食欲，改善营养状态。在食物的调制过程中，可以增加调味品，如盐、油脂或香料等，可用柠檬或糖、醋调味，增加食欲（口腔炎患者不适用）。食物中也可少量添加葱、姜、蒜等辛香料以增加食物风味。如感觉食物变得太咸或太甜，则烹饪中少放盐和香料等调味品，将食物煮一煮使其更清淡。不宜吃腥味很重的食物，如海鱼、海虾、海带、紫菜、螃蟹等。感觉口苦时，避免吃苦瓜、红肉、茶和巧克力等食物，可以吃禽肉、蛋类、豆腐类、乳制品等高蛋白食物。感觉口中有金属味时，避免接触金属餐具，使用塑料餐具，有助于降低食物的味道，使其更容易耐受。多吃蔬菜和新鲜水果，以补充维生素C和维生素E，可将新鲜水果混入奶昔或酸奶中。鼓励患者尝试新的食谱，少吃多餐，还可以采取多饮水，在餐前吃硬糖等措施刺激唾液分泌。充分咀嚼食物可增加唾液分泌和食物中香味化合物的释放，从而刺激更多的味觉细胞，保持口腔卫生，如进食前后刷牙，使用盐水、碳酸氢钠溶液或抗菌的漱口水漱口。

第十二节
抑郁的营养调理

恶性肿瘤相关性抑郁是由恶性肿瘤诊断、治疗及其合并症等导致患者失去个人精神常态的病理性情绪反应。癌症患者如出现下列9种症状中的5项，持续至少2周，并排除抑郁障碍、自杀和狂躁等病史，家族精神病史和目前正使用引起类抑郁症状药物者，可基本确立诊断。9种症状包括：①情绪低落；②缺乏兴趣；③体重减轻或增加；④失眠或睡眠过多；⑤激惹或运动迟缓；⑥疲乏或精力减退；⑦自我评价过低或有内疚感；⑧注意力集中困难；⑨有想死或自杀的念头。

抑郁会引起患者食欲缺乏、厌食等情况，进而导致营养不良。缺乏营养也与患抑郁症有很大关联，目前抑郁的临床治疗主要有心理疗法、电痉挛疗法以及药物治疗法。然而这些方法或治疗效果缓慢，或伴随恶心、失眠、疲劳和性功能障碍等副作用。给患者带来了极大的痛苦。事实上，大量研究表明食物所含多种营养因子在抑郁症方面防治能发挥重要的作用。只要及时用饮食调理，注意营养的摄取，多数患者会减轻症状或康复。

① 维生素C。维生素C是水溶性维生素，是一种重要的膳食抗氧化剂。维生素C缺乏与抑郁症发病之间有紧密联系。其主要分布在新鲜水果和蔬菜中，如橙子、柠檬、草莓、芒果、菠萝、西红柿和西蓝花等。

② B族维生素。B族维生素大部分是重要的辅酶，在人体内广泛参与调控各类生物代谢过程。特别是叶酸，具有良好的抗抑郁作用，主要存在于蔬菜中，如菠菜、芦笋、甘蓝和小白菜等。维生素B_{12}可以从动物身上获取，食用动物肝脏、鸡蛋黄和鱼类可提高B族维生素在血液中的含量。

③ 维生素E。维生素E是脂溶性维生素，在人体内最显著的功能是抗氧化与抗炎作用，其中对中枢神经系统的作用包括改善认知和记忆力、舒缓焦虑等。在植物油如菜籽油、芝麻油、豆油、玉米油和向日葵油等以及坚果如榛子和松子中含量较为丰富。

④ 富含锌、铜、镁、硒的食物。这类微量元素维持着人体重要的生理平衡。硒、锌主要膳食来源包括牡蛎及其他贝类、鱼虾类、肉类和蛋类等。乌贼、虾、羊肉、蘑菇等均含铜丰富。富含镁的食物有绿色叶菜类蔬菜、海带、芝麻、杏仁、黑巧克力和豆类等。

⑤ 鱼油。吃鱼可改善精神障碍，鱼肉中含有ω-3脂肪酸能产生与抗抑郁药类似的作用，使人的心理焦虑减轻。可以改善人体的记忆力和反应力，降低患抑郁症的风险。

⑥ 色氨酸。色氨酸是人类9种必需氨基酸之一，膳食色氨酸缺乏会导致抑郁症发病率上升。膳食主要来源有大豆、小米、肉类和奶类。

⑦ 喝玫瑰花茶。中医认为，玫瑰花味甘微苦、性温，最明显的功效就是理气解郁、活血散瘀和调经止痛。此外，玫瑰花茶能够温养人的心肝血脉，舒发体内郁气，起到安抚、抗抑郁的功效。

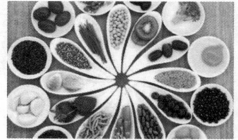

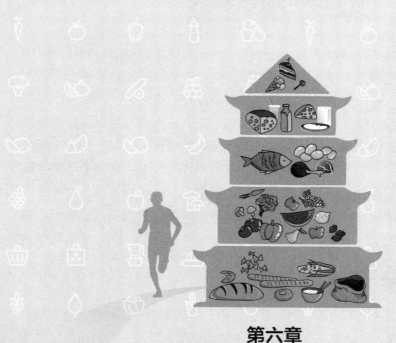

第六章

癌症的营养康复

第一节

康复期的饮食原则

癌症患者从一经确诊，经过手术、放化疗及靶向治疗等多种手段治疗后，病情多已被基本控制，逐渐进入康复期，如何加快体质恢复，巩固抗癌治疗，防止癌症的复发和转移成为此阶段的主要任务。而对于康复期的患者，饮食治疗是一种重要的辅助治疗手段，它是癌症患者进行康复、提高生存率与生活质量的重要组成部分。如何进行饮食调理，应根据患者的不同病情变化来制定，如胃大部分切除或者胃全切的，应少吃多餐，每天可4~6次，其他患者可根据个体需要配餐，如一日三餐或一日四餐，可与正常人相似，但是要适当增加营养，食谱要多样化，荤素搭配，清淡可口，易消化，不可偏食，患者每日膳食总的要求和饮食原则如下。

一、摄入足够的热量

抗癌治疗会使患者产生不同程度的厌食、恶心、呕吐及吞咽困难等，患者摄入量严重不足，且各种营养代谢紊乱，机体静息能量消耗明显增加，为防止体重过度减轻及应付代谢增加所需，康复期癌症患者必须摄入充足的热量，一般建议每日每千克理想体重供能30千卡（1千卡=4.18千焦）左右，不建议超重或肥胖，否则增加癌症复发风险。

二、适当增加蛋白质摄入量

康复期癌症患者蛋白质摄入量要略高于正常人，目的是限制肌蛋白质分解，增加肌肉中蛋白质合成，尤其保证和免疫相关蛋白质的合成，同时保证基础氮平衡，一般认为每日每千克理想体重供给蛋白质1~1.5克，即占总能量的10%~20%，已经能满足大部分患者的需要，建议将植物性蛋白、动物性蛋白和大豆蛋白进行适当搭配，并保证优质蛋白质占蛋白质总供给量的1/3以上。如蛋白质摄入量超过2克对于改善氮平衡无益，且可导致能量消耗大大增加，推荐非蛋白质供热氮比应低于150∶1。

三、避免高脂肪食物

康复期癌症患者需要的脂肪应与正常人相近，限制动物性脂肪较多的食物的摄入，在植物油中选含单不饱和脂肪酸，并且氢化程度较低的，总量要适度。一般认为，脂肪占总能量的20%～30%，饱和脂肪酸占总能量的7%左右，单不饱和脂肪酸提供的能量占总能量的比例在10%以内，剩余的能量均由多不饱和脂肪酸提供为宜。高脂肪膳食可能增加患肺癌、结肠癌、直肠癌、乳腺癌、子宫内膜癌和前列腺癌的危险性；富含饱和或动物性脂肪的膳食可能增加患肺癌、乳腺癌、结肠癌和直肠癌的危险性；而富含不饱和脂肪酸的食物可能降低患癌症的危险性。

四、避免过多食用含单糖或高淀粉的碳水化合物

多选择富含膳食纤维的食物。肿瘤细胞的主要能量来源是葡萄糖，因此过量摄入葡萄糖必然导致总能量过剩，刺激肿瘤的生长。而膳食纤维是不能被人体吸收利用的多糖，它能降低大肠中致癌物质的浓度，缩短肠腔内毒物通过的时间；能影响某些致癌或前致癌物的产生；对内分泌等系统有调节作用，从而影响肿瘤的生成和发展。因此，食物不宜过细，应粗细搭配。

五、增加维生素的摄入

特别是增加富含维生素A、维生素C及维生素E的食物，如蔬菜水果及坚果等。维生素的缺乏和不足，常可导致生理功能的紊乱，易于引发肿瘤。

① 维生素A。胡萝卜、南瓜等富含维生素A。流行病学调查发现，癌症高发区人群血浆维生素A水平显著低于低发区人群；摄入含β-胡萝卜素较高食物者，患癌风险较摄入不足者低得多。研究发现，维生素A能使上皮细胞分化成特定的组织，使人体的鳞状细胞癌及其他细胞癌消退，刺激抗肿瘤的免疫系统。

② 维生素C。富含维生素C的新鲜蔬菜和水果如新鲜山楂、番茄、橘子及猕猴桃等，能明显预防食管癌、胃癌、乳腺癌、前列腺癌、宫颈癌等癌症的发生，且维生素C抑制胃癌的效果比维生素A好。目前认为维生素C的抗癌作用机制是抑制内源性亚硝酸的合成及抑制组织细胞对致癌化合物的转化，甚至可以使已转化的细胞逆转。

③ 维生素E。维生素E在植物油与发芽的种子中含量高，它具有阻断致癌性亚硝基化合物合成的能力，而且优于维生素C；它可以抑制致癌物在体内自由基的形

成，保护细胞的正常分化；增强机体免疫功能。

六、增加富含钙、硒、锌的食物

钙能与脱氧胆酸等相结合，形成不溶性钙盐，能保护胃肠道免受次级胆酸的损伤，有利于防止癌变；大蒜及蘑菇中富含硒，它是谷胱甘肽过氧化酶的重要组成成分，能清除氧自由基，保护细胞和线粒体膜的结构和功能，它还有加强免疫功能的作用；锌的摄入过低，可能降低机体的免疫功能，促进肿瘤细胞生长。

七、增加对肿瘤有抑制作用的食物

如菌藻类、十字花科类及大蒜等。避免摄入致癌物或促癌食物，如酒精、咸菜及烧烤、烟熏类食物。

八、肠内营养支持

若经口进食无法提供足够的热量与营养素，可补充口服或管饲营养制剂。

第二节

康复期的食物选择

癌症属于消耗性疾病，在癌症患者中营养不均衡、营养不良是常见的。因此增进食欲、加强营养，对癌症患者的康复十分重要。日常生活中要注意营养合理，食物尽量做到多样化，多吃高蛋白、高膳食纤维、高维生素、低动物脂肪、高 ω-3 多不饱和脂肪酸、易消化的食物及新鲜水果、蔬菜。

一、多吃富含 ω-3 多不饱和脂肪酸的食物

ω-3 多不饱和脂肪酸为人体必需脂肪酸，不能自身合成，必须从食物中摄取，它可以有效抑制肿瘤基因合成，减轻患者术后的炎症反应，改善患者的术后营养状态。常见的含 ω-3 多不饱和脂肪酸的食物主要有以下几种。

1. 深海鱼

　　三文鱼、鲭鱼、鲱鱼、沙丁鱼、金枪鱼等，而淡水鱼，大多生长期短、水环境污染严重，ω-3多不饱和脂肪酸含量低。烹调时建议清蒸或清炖的方法比较好，既不会严重地破坏ω-3多不饱和脂肪酸，又能杀死寄生虫，而烧烤、油炸和红烧等方法虽然吃起来口味更好，但会导致ω-3多不饱和脂肪酸和B族维生素被严重破坏，脂肪含量上升，营养价值降低，达不到抗癌功效。不过，现在很多海域都被铅、汞等工业重金属污染了，这些海域所产的鱼就不可避免地存在重金属超标现象，儿童、孕妇和哺乳期妇女不能大量食用深海鱼，对于成年人，深海鱼体内的重金属尚未构成严重的威胁，故建议一般成年人每周至少要吃两次深海鱼。

2. 核桃

　　研究人员分析指出，与其他坚果相比，核桃含有更多的ω-3多不饱和脂肪酸，它的α-亚麻酸含量很高，既可以生食、炒食，也可以榨油、配制糕点糖果等，不仅味美，而且营养价值很高，被誉为"万岁子"、"长寿果"。核桃以个大圆整、壳薄白净、出仁率高、干燥、桃仁片张大、含油量高者为佳；仁衣色泽暗黄为次，褐黄更次，哈喇味的已经严重变质，不能食用。核桃已被证明能缓解体内炎症，防止心脏病、癌症和关节炎。但是核桃属于高能型食物，建议每日食用10 ~ 15克即可，否则容易引起脂肪堆积。

3. 食用油

　　选用富含ω-3不饱和脂肪酸的食用油，如α-亚麻籽油、胡麻籽油、紫苏油、核桃油、低价酸菜油等，因过量的食用油会促发化学物质诱发肿瘤发生，因此，对于癌症患者，每天约30克有助于康复。同时多不饱和脂肪酸极易氧化，而损失掉大量营养物质，故建议购买小瓶装食用油或者选用添加抗氧化剂（如维生素E）的多不饱和脂肪酸类食用油（表6-1）。

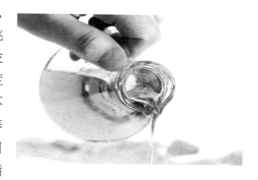

表6-1 常用食用油脂中主要脂肪酸构成（占总脂肪酸的质量分数） 单位：%

食用油脂	饱和脂肪酸	不饱和脂肪酸		
		油酸	亚油酸	α-亚麻酸
菜籽油	13.2	20.2	16.3	8.4
色拉油	14.4	39.2	34.3	6.9
大豆油	15.9	22.4	51.7	6.7
葵花子油	14.0	19.1	63.2	4.5
玉米油	14.5	27.4	56.4	0.6
花生油	18.5	40.4	37.9	0.4
芝麻油（香油）	14.1	39.2	45.6	0.8
亚麻籽油	13.0	22.0	14.0	49.0
胡麻油	9.5	17.8	37.1	35.9

二、富含膳食纤维食物

食物中缺乏膳食纤维是近年来糖尿病、心脑血管病、癌症发病率越来越高的重要原因之一，研究表明，膳食纤维在发酵过程中可产生大量的短链脂肪酸，可以抑制肠道有害菌群的生长繁殖，抑制肿瘤细胞的生长增殖，诱导肿瘤细胞向正常细胞转化，并控制致癌基因的表达；膳食纤维还可通过吸附NO_2^-阻碍亚硝胺的形成，从而防止胃癌；吸附丙烯酰胺，减少致癌的风险等；另外，膳食纤维由于能减少体内某些激素，故可以防治乳腺癌、子宫癌和前列腺癌的发生。常见的含高膳食纤维的食物如下。

1.粗粮

含膳食纤维高的粗粮包括黑米、紫米、杂豆、红薯及玉米等，这些食物中的纤维素含量很高，进入体内后可以刺激胃肠道，促进排便，从而减少肠道对致癌物的吸收，防止癌症发生。建议肿瘤康复期患者，粗细搭配食用，最佳比例是1：1，或者粗粮占到主食的1/3，过多食用粗粮会引起消化功能障碍及其他营养物质的吸收。

2.蔬菜水果

新鲜的深颜色蔬菜和水果在防癌和抗癌中起重要作用。这是因为它们含有丰富的维生素C、胡萝卜素、木质素、纤维素等。维生素C是一种很强的抗氧化剂，可以杀灭某些致癌病毒，可阻碍致癌物质形成；胡萝卜素也是一种抗氧化剂，在体内可转化为维生素A，后者是维持上皮细胞正常生长发育的重要因素，如果缺乏则上皮细胞生长异常，进一步发展为癌。建议癌症康复期患者多食用胡萝卜、菠菜、芹菜、芥菜、番茄、茄子、彩椒、萝卜、苹果、杏、桃、草莓等蔬菜水果。

三、适当食用大豆类及其制品

大豆制品含有大量大豆异黄酮，它可抑制肿瘤的血管增生、相关肿瘤与肿瘤相关酶的活性作用，并且有抗氧化作用，具有降低乳腺癌、子宫内膜癌、卵巢癌和前列腺癌的发生。大豆包括黄豆、黑豆和青豆，其大豆蛋白是最好的植物性优质蛋白，常见豆制品主要包括豆腐、豆浆、豆腐脑、豆腐丝、豆腐皮、腐竹、香干、豆芽以及发酵豆制品豆豉、腐乳、豆瓣酱等，是我们日常生活中家家每天都必备的食物，由大豆加工而成。目前研究表明，豆制品比大豆更有营养，更容易为人体消化和吸收，且大豆制品的肠胀气风险明显低于大豆；发酵豆制品含维生素B_{12}高，可以预防恶性贫血，发酵还能促进大豆异黄酮的吸收，增强其抗氧化抗癌功效。所以康复期肿瘤患者，应每日食用大豆25克左右，也就相当于100克豆腐或400毫升豆浆。吃豆制品应遵循以下原则：每日适量食用，低温保存，尽量现吃现做，加热煮熟方可食用，不建议豆制品与草酸含量高的蔬菜同食如苋菜、菠菜等，不仅影响钙的吸收，还能引起肾结石、膀胱结石和尿路结石。

四、菌藻类

从广义上讲，菌藻类食物属于一种蔬菜，包括食用菌和藻类。食用菌是指供人类食用的真菌，常见的有蘑菇、香菇、银耳、木耳等；藻类是无胚并以孢子进行繁殖的低等植物，常见的有海带、紫菜、发菜等。菌藻类是一类低能量，富含蛋白质、膳食纤维、维生素和微量元素的食物，尤其是维生素B_2、铁、锌和硒含量高，平菇、香菇、茶树菇、黑木耳及银耳中含有植物多糖，具有增强免疫力功能和抗肿瘤的作用。紫菜中含有较多的不饱和脂肪酸、胡萝卜素、维生素B_2及矿物质，经常食用紫菜，除了可防治甲状腺肿大、淋巴结核、动脉粥样硬化及缺碘引起的疾病外，还有降压、解毒、抗癌等功效。海带含有丰富的矿物质，尤以碘特别突出，还含有褐藻氨酸，有预防白血病和胃癌的功能，还可以降血压、降血脂。

五、大蒜

全世界最具有抗癌能力的植物中，位居榜首的是大蒜，大蒜中含有的硒、锗、镁等微量元素可以抑制肿瘤细胞生长，且大蒜能杀灭体内的细菌和霉菌，从而减少致癌物亚硝胺的形成；大蒜还含有含硫氨基酸及丰富的烷类，均能提高人体对癌细胞的抗癌能力。食用大蒜最好捣碎成泥，先放10～15分钟，让蒜氨酸和蒜酶在空气中结合后产生大蒜素后再食用。

六、其他

饮食中也常见许多的致癌物或促癌物，如黄曲霉毒素（储存不当的花生、玉米、米、小麦中）、亚硝酸胺（如腊肉、香肠、火腿等）、多环芳香族碳氢化合物（在烤肉和烟熏的烹调过程中受污染的致癌物）、槟榔（与口腔癌有密切关系）、酒精（会增加消化道癌症的发生率）、过多的盐（腌渍物与胃癌有关）和过量脂肪（会增加乳腺癌、结肠癌、前列腺癌、子宫内膜癌等危险性）等，应尽量避免。

第三节

康复期的膳食模式

膳食模式、食物和饮食习惯等与肿瘤的发生发展密切相关。据估计，35%的癌症死亡可能与饮食因素相关。膳食结构是膳食中各类食物的数量及其在膳食中所占比重。依据动植物性食物在膳食构成中的比例不同，一般将世界各国的膳食结构分为三种模式，即西方、东方和地中海膳食结构模式。这3种模式在我国居民饮食中或多或少均有体现，如能吸取其优点，摒弃其缺点，膳食结构将会更合理。

一、西方膳食结构

以西方发达国家为代表的膳食结构中，谷类食物过少，而动物性食品和食糖占较大比例，因而膳食营养上具有高热量、高脂肪、高蛋白质的"三高"特点。

优点：动物性食物占有的比例大，优

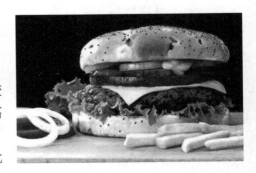

质蛋白质在膳食结构中占的比例高，同时动物性食物中所含的无机盐一般利用率较高，脂溶性维生素和B族维生素含量也较高。

缺点：热量供应过剩，而热量过剩是"富裕病"多发的重要因素。

二、东方膳食结构

以我国为代表的东方膳食结构是以植物性食物为主，食品多不作精细加工。

优点：膳食结构以谷类为主，谷类食品中碳水化合物含量高，而碳水化合物又是热能最经济、最主要的来源；蔬菜丰富以及粗粮的摄入，使得人们摄入了大量的膳食纤维，因此，消化系统疾病及肠癌的发病率极低；豆类及豆制品的摄入，补充了一部分优质蛋白质和钙；饮茶、吃水果、甜食少，减少了糖的过多摄入；丰富的调料，如葱、姜、蒜、辣椒、醋等，具有杀菌、降脂、增加食欲、帮助消化等诸多功能。

缺点：牛奶及奶制品摄入不足；缺乏牛瘦肉、羊瘦肉、鱼等动物性食品，导致优质蛋白质摄入不足；食盐摄入过高，每人每天食盐摄入量平均为13.5克，这与世界卫生组织建议的6克以下的标准相差太远；白酒的消耗量过多，无节制地饮酒，会使食欲下降，以致发生多种营养素缺乏。但随着经济的发展和居民生活水平的提高，我国的膳食结构正逐步向西方化转变，动物性食物和油脂消费过多，谷类食物消费过低，豆类制品摄入过低，肿瘤等慢性病发病率快速上升。

三、地中海式膳食结构

该膳食结构以"地中海"命名是因为该膳食结构的特点是居住在地中海地区的居民所特有的，希腊、意大利可作为这种膳食结构的典型代表，地中海沿岸的国家其心脑血管疾病和癌症的发病率、死亡率最低，平均寿命更是比西方高17%。其膳食结构特点：富含植物性食物，包括水果、蔬菜、全谷类、豆类和坚果等；食物的加工程度低，新鲜度高，以食用当季和当地产的食物为主；橄榄油是主要的食用油；脂肪提供能量占膳食总能量的25%～35%，饱和脂肪只占7%～8%；每天食用少量适量奶酪和酸奶；以低脂肪的鱼贝海鲜和豆制品为主要蛋白质来源，每月只食用几次红肉，很少吃肥肉；以新鲜水果作为典型的每天餐后食品，甜食每周只食用几次；大部分成年人有饮用红酒的习惯。这与我国新版《中国居民膳食指南》中的低脂高纤维高维生素的饮食原则一致，是一种现代营养学所推荐的膳食模式。

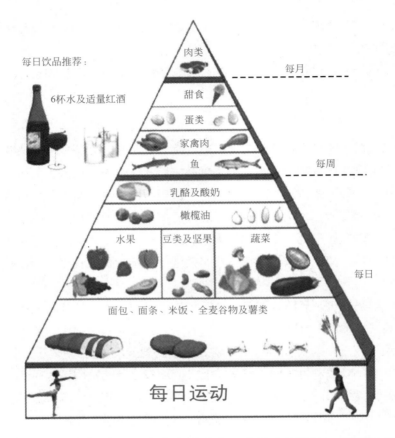

每日饮品推荐：

6杯水及适量红酒

肉类　　　　　　每月

甜食

蛋类

家禽肉

鱼　　　　　　　每周

乳酪及酸奶

橄榄油

水果　　豆类及坚果　　蔬菜　　　　　每日

面包、面条、米饭、全麦谷物及薯类

每日运动

橄榄油是"地中海饮食"最为突出的特点，在地中海国家，橄榄油几乎被应用在所有的菜肴中，人们用它做菜、拌沙拉、做蛋糕、用面包蘸橄榄油。橄榄油的烹饪特点是在高温时化学结构仍能保持稳定，从而可在食物表面形成一层保护膜，保护食物本质，避免食物营养成分及吸收过多脂肪，并且烟点高于多数常用食用油，不会产生致癌物质。它的保健作用在于其单不饱和脂肪酸含量高，有助于降低胆固醇，降低心脑血管疾病发病率；此外，橄榄油里的维生素E和多酚类是天然的抗氧化剂，可抑制自由基的产生，能预防乳腺癌、前列腺癌、肠癌、食管癌等多种恶性肿瘤。

地中海地区盛产沙丁鱼等各种深海鱼，含有丰富的DHA和EPA，它可以降低人体内肿瘤坏死因子和白细胞介素－1（IL－1）的产生，增加IL－10的产生，诱导肿瘤细胞的凋亡，调节人体的自身免疫系统，起到抗癌功效。豆制品亦为优质蛋白质来源，其中含有大豆异黄酮具有抗炎、抗氧化、抗癌的功效。

各种蔬菜水果、丰富的五谷杂粮，均为高膳食纤维、高维生素、高矿物质食物，与肿瘤发生率呈负相关，尤其是减少了胃肠肿瘤的发生。另外，地中海地区食材新鲜，且人们普遍有一个好习惯，即在做饭时尽量保持每样食物的原汁原味，对食物不做细加工，做菜时通常用凉拌、清蒸等方式，符合低温烹调的健康烹调方式，这种饮食方式亚硝酸盐含量低，且食品的营养价值得以最大程度的保留。

地中海地区成年人有喝葡萄酒的习惯，葡萄皮中含有丰富的白藜芦醇，它通过抗炎、抗氧化、抗突变、抑制自由基、诱导肿瘤细胞的凋亡而抑制肿瘤的发生，故长期适量饮用葡萄酒具有抗癌功效。

地中海饮食已被认为是目前世界上均衡、健康饮食的典范，具有许多促进健康的特点，且具有抗癌、调节免疫力的功效，建议康复期肿瘤患者进餐时适当选择地中海膳食模式。

第四节

康复期的生活习惯

健康的生活方式能够提高癌症患者的生存率，而且对于降低并发症也具有潜在的作用。通过健康的生活习惯降低疲乏和抑郁的危险而提高生活质量，因此调整和建立健康的生活方式对癌症治疗和预防复发有着重要的作用。

一、戒烟和限制饮酒

1.戒烟

吸烟是人们所熟知的较为明确的致癌因素之一。吸烟者癌症的发病率较不吸烟者高7 ~ 11倍。主要引起肺、咽、喉及食管部癌症，在许多其他部位也可使其发生癌症的危险性增高。

戒烟可采取下列方法。

① 戒烟从现在开始，可采用完全戒烟或逐渐减少吸烟次数的方法。

② 丢掉所有的香烟、打火机、火柴和烟灰缸。

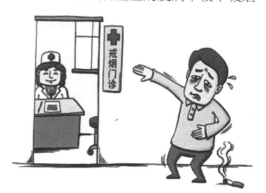

③ 避免参与往常习惯吸烟的活动。

④ 改变吸烟的习惯,如习惯饭后一支烟,可通过餐后喝水、吃水果或散步来摆脱这个习惯。

⑤ 烟瘾来时,可立即做深呼吸活动,或尽量使用可代替香烟的东西,如咀嚼口香糖、服用抗烟丸、使用电子烟或尼古丁贴片等。用钢笔或铅笔取代手持香烟的习惯动作。只有长期坚持,才能戒烟成功。

2.限制饮酒

国际肿瘤研究总署已将乙醇定为肝脏的Ⅰ类致癌物,在其他因素存在时,乙醇本身会导致肝硬化,而肝硬化是乙醇性肝癌的必然前兆。乙醇致癌的机制,可能与其造成消化道黏膜损伤,使致癌物容易被吸收,并能抑制人体的免疫功能,造成人体营养缺乏有关。

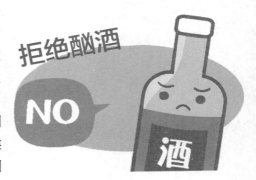

饮酒吸烟之间有协同诱癌作用,吸烟的人若同时又过量饮酒能增加口腔癌、喉癌、食管癌及呼吸道癌发生的危险性。因此,建议在戒烟的同时限制饮酒。

二、平衡膳食,合理营养

1.重要性

平衡膳食、合理营养是指膳食中所含营养素的种类必须齐全,而且要按每日膳食营养素参考摄入量予以供给,特别是各营养素之间的比例要适当,最重要的是要使膳食中所供给的各种营养素与人体所需要的营养素两者能保持平衡。癌症患者在疾病状态下,多存在抑郁、焦虑等心理障碍,睡眠障碍,食欲改变,食物摄入量减少等问题,影响体内神经-体液调节,使机体物质代谢紊乱,失去平衡,这一失衡又影响了癌症患者的病情及预后。而通过平衡膳食、合理营养,调整适宜机体需要量的各种营养素和水的摄入,坚持健康的生活方式,才能维持机体平衡,促进改善癌症患者的健康状况和生活质量。因此,癌症患者在进行综合治疗时,必须重视平衡膳食、合理营养,营养治疗应该是其综合治疗中的重要组成部分。

2.基本原则和方法

（1）基本原则

癌症患者的营养治疗要遵循平衡膳食、合理营养，维持机体代谢平衡的原则。世界肿瘤研究基金会总结膳食、营养与癌症预防领域的研究结果，建议癌症患者与普通人群都应遵循：①少吃高能量密度食物（每100克的食物超过225 ~ 227千卡，如高脂、加糖、低纤维食物），避免饮用含糖饮料（包括果汁），尽量少吃快餐；②每天吃多种非淀粉类蔬菜和水果（至少400克），每天都吃全谷类（如燕麦、大麦、荞麦、糙米、玉米等）和豆类（如大豆），至少提供25克非淀粉糖；③每周摄入猪肉、牛肉、羊肉等红肉量要少于500克，尽可能少吃烟熏、腌制或加入化学防腐剂保存的熟肉类制品；④避免盐腌或咸的食物，每天保证盐的摄入要低于6克（2.4克钠），不吃发霉的谷类或豆类；⑤不推荐使用膳食补充剂预防癌症，强调通过膳食满足机体需要。

（2）方法

通过肠外营养、肠内营养（包括膳食和管饲营养）实施。

① 尽量经口进食，当经口摄入量不足、胃肠道有一定功能时考虑通过口服补充肠内营养制剂增加营养素摄入。

② 不能经口进食时，可用管饲肠内营养。对于胃肠功能低下者，可采用短肽类或要素制剂。对于胃肠功能正常者，采用以整蛋白为氮源的制剂。可根据癌细胞的代谢特点选用高脂低碳水化合物的配方或癌症专用型配方产品；对于早饱感患者，可考虑给予高能量、高蛋白质的配方制剂。当癌症患者存在肠道功能障碍或需肠道休息时应用肠外营养，另外，肠内营养不能完全提供所需要或需要快速改善患者营养不良时，可辅以肠外营养。

3.癌症患者常见消化系统改变的膳食调整

（1）味觉和嗅觉改变

进餐前，通过刷牙和使用漱口水清洁口腔，去除异味；咀嚼柠檬片、薄荷糖、口香糖可有效除去口腔的味道；根据患者病情的改变选择食物，通过改变食物的形状质地，适当使用调料及饮料，如葱、姜、醋、酱油、薄荷、番茄酱、柠檬水等，以适应患者味觉的需求。

（2）口腔症状

包括口腔或咽喉疼痛和口腔干燥或唾液黏稠。食物制作应软、烂，避免粗糙、干硬的食物（如烤面包、粗硬的麦片、烧饼等），过咸、过甜、酸的、刺激性的食物以及过凉、过热的食物，尽可能吃多汁的食物，如用搅拌机加工蔬菜汁和水果汁饮用；按时刷牙和定时漱口（淡盐水）有助于预防感染，促进口腔或喉部溃疡的愈合。

（3）消化道症状

包括恶心、呕吐、食欲下降、便秘、腹泻。首先要解决引起这些症状的原因，然后根据消化功能，选择食物内容（或肠内营养制剂）、烹调方法、调味品的使用、膳食餐次、供给量。避免味重、过甜、油腻、过热、过凉、辛辣刺激的食物。便秘患者应注意膳食纤维、油、水的供给及食物总摄入量。改善用餐环境（播放音乐、看电视、与亲友一起进餐等）。

（4）吞咽困难

根据情况尝试软食或半流食、流食。如果吃饭时发生咳嗽或哽噎，应警惕是否发生吸入性肺炎。如果少食多餐仍不能保证营养，可以口服补充肠内营养制剂或管饲肠内营养。

三、适量的运动

详细见本章第八节。

四、维持睡眠觉醒的平衡

癌症患者的睡眠障碍是指在癌症患者身上发生睡眠紊乱，是患者的睡眠时间和（或）质量不能满足并影响白天社会功能的一种主观体验。最新研究结果显示超过3/4的接受化疗的癌症患者有失眠或其他睡眠问题，是一般人群的3倍。癌症患者相关性疲倦常使癌症患者白天过度嗜睡，从而打乱了正常的昼夜节律，导致夜间失眠。调节睡眠有以下方法。

1.找出睡眠障碍的原因

肿瘤压迫局部组织器官、肿瘤细胞转移引起的躯体其他部位的疼痛、治疗后引起的机体不适反应、精神心理障碍等是引起睡眠障碍的常见原因，应针对具体原因采取相应的治疗措施。

2.认知行为治疗

这是根据认知过程影响情感和行为的理论假设，通过认知和行为技术来改变患者不良认知的一类心理治疗方法的总称，包括认知重建、松弛训练、家庭和社会支持性治疗、娱乐疗法及音乐疗法等。有研究发现，认知行为疗法每晚平均降低55分钟的觉醒时间，改善了入睡困难、夜间觉醒等症状，增加了睡眠效率，缓解了日间疲劳症状，从而改善了生活质量。

3.加强心理辅导

了解患者的心理状况和生活方式，向患者讲解睡眠的重要性和有关疾病知识，使患者对自己患的疾病以及因治疗引发的不良反应有一个正确的认识，勇于面对现实，努力消除紧张、恐惧等心理，保持一个平静而稳定的心态，并且帮助患者改变不良行为习惯。

4.营造良好的睡眠环境

卧室保持空气新鲜、温湿度适宜、光线适度，避免强光、噪声，睡眠姿势正确。

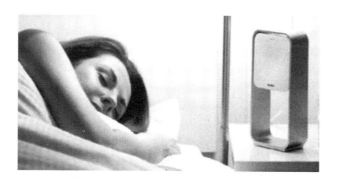

5.保持良好的睡眠习惯

每天按时睡觉，保障充足的睡眠时间，尽量减少白天卧床睡觉的时间，以保证夜间睡眠；睡前可用热水泡脚或洗热水澡促进睡眠等。

6.其他

如针灸等疗法。必要时使用镇静药物。

总之，调节好睡眠和觉醒的平衡，才能保证患者得到充分休息，恢复体力，消除疲劳，增强机体免疫力以防止癌症复发。

第五节

如何选择营养补充剂

癌症患者均存在不同程度（轻度、中度和中度）的营养不良。营养不良常可导致癌症切除术后并发症、放化疗不良反应及抑郁症发生率的增加，重度营养不良可导致死亡率的升高。因此，加强癌症患者营养治疗是非常必要的。目前营养治疗的原则是胃肠有功能者首选肠内营养（尽量采用天然食物，当天然食物不能满足机体需要时可辅以肠内营养制剂即营养补充剂）。

对于恶性肿瘤患者，首选强化营养教育，进行经口摄食咨询指导。经强化营养教育和咨询指导后，通过经口摄食仍然不能达到目标营养摄入量的患者，推荐使用口服营养补充剂。

一、肠内营养剂的品种

不同品种的营养补充制剂，其临床作用不同。应根据患者的疾病、代谢状态和人体营养素需求进行选择。

目前，可供临床使用的营养补充剂品种分为以下两类。

1. 氨基酸型、短肽型（要素型）肠内营养制剂

要素型肠内营养制剂是氨基酸或多肽类、葡萄糖、脂肪、矿物质和维生素的混合物。此类制剂不含残渣或残渣极少，易吸收，并可使粪便数量显著减少；但因氨基酸味道，其口感不佳，适宜管饲患者使用，也可经口摄食，主要适合于胃肠消化和吸收功能部分受损的患者，如短肠综合征、胰腺炎等患者。

2. 整蛋白型肠内营养制剂（非要素型）

这类肠内营养制剂氮的来源是整蛋白或蛋白质游离物，渗透压接近等渗，口感较好，刺激肠功能代谢的作用较强，可用于有一定胃肠功能或胃肠功能较好，但不能自主进食或意识不清的患者，口服或管饲均可，是临床上应用最广泛的肠

内营养制剂。

（1）平衡型

可用于疾病状态下消化吸收功能正常或接近正常的患者，作为每日营养素提供的全部来源或部分营养素的补充。如烧伤、创伤、意识障碍、昏迷、营养不良患者的围手术期，癌症患者，有消化功能但不能正常进食的患者等。

（2）疾病型糖尿病用肠内营养制剂

癌症专用肠内营养制剂；肺病用肠内营养制剂；肝病用肠内营养制剂；肾病用肠内营养制剂；免疫加强型肠内营养制剂；其他类型（老人适用型、儿童适用型、婴儿适用型）。

二、组件型肠内营养制剂

组件型肠内营养制剂仅含某种或某类营养素。它可作为平衡型肠内营养制剂的补充剂或强化剂，以弥补疾病状态下使用平衡肠内营养制剂的不平衡性，以及个体间的差异。亦可采用两种或两种以上的组件型肠内营养制剂进行补充和强化，以适应患者的个体需要。此类制剂主要包括蛋白质组件、脂肪组件、碳水化合物组件、维生素组件和矿物质组件。

三、肠内营养制剂的应用原则

1.肠内营养的适应证

肠内营养应用通常是选择胃肠功能正常的患者，或伴有部分胃肠道功能受损者或意识障碍者，如：

① 营养不良患者的术前、术后营养治疗；

② 严重的创伤、烧伤等高分解代谢的患者；

③ 恶性肿瘤导致的营养不良；

④ 胃肠道消化吸收不良；

⑤ 老年营养不良、厌食症；

⑥ 卒中、昏迷等管喂患者；

⑦ 长期或严重的腹泻；

⑧ 口腔、耳鼻喉科手术后需流质饮食的患者；

⑨ 消化道手术患者等。

2.肠内营养制剂的禁忌证

① 完全性机械性肠梗阻、胃肠道出血、严重腹腔感染；

② 严重应激状态早期、休克状态、持续麻痹性肠梗阻；

③ 短肠综合征早期；

④ 高流量空肠瘘，因小肠吸收面积缺失会增加漏出量，重度吸收不良者；

⑤ 持续性呕吐、顽固性腹泻、重度炎症性肠病患者；

⑥ 急性重症胰腺炎患者的急性期；

⑦ 3个月内的婴儿、糖尿病或糖代谢异常者、氨基酸代谢异常者不宜使用要素膳。

实施肠内营养治疗时，患者的配方不是固定的。肠内营养制剂的应用也不是单纯地增加或补充营养素，应根据患者营养状况、疾病状态、代谢情况以及胃肠功能等针对个体进行物质代谢的动态调整。首先评估患者能量、营养素消耗量及需要量，有无血脂、血糖、氨基酸代谢紊乱，再根据患者营养状况，如是否有蛋白质营养不良、蛋白质能量营养不良、混合型营养不良、微量营养素缺乏等，选择不同的营养制剂。目前，临床上有癌症专用肠内营养制剂，它是以各种营养素为基础，适应肿瘤细胞代谢需求的人工合成的制品。含蛋白质18% ~ 21%、脂肪40% ~ 50%，其组成比例可控制肿瘤组织的代谢，因为肿瘤组织缺乏降解脂肪的关键酶，导致利用脂肪功能障碍，以依赖葡萄糖的酵解而获得能量。但该类制剂中碳水化合物含量较低，脂肪比例较高，进而减少肿瘤细胞的能量供给。

第六节
如何选择保健品

康复期癌症患者可适当选择具有免疫调节、抗炎、抗氧化、抗癌功效的保健品，进行辅助治疗，促进身体康复。在选择保健品时，应该基于临床医师或者营养医师的建议，而不是盲目地跟从媒体广告、明星代言等信息购买和使用保健品，而且必须限定在每日膳食推荐量或适宜摄入量范围内进行支持，以保证这些制剂的安全有效。

一、鱼油的保健功效

广义的鱼油是指鱼体内的全部油脂类物质，主要是从多脂鱼类提取的油脂，包括体油、肝油和脑油，富含ω-3多不饱和脂肪酸，对于很少吃深海鱼的人来说，可以选择鱼油制剂进行补充。一般所指的鱼油是指胶囊等形态的鱼油制剂，制作鱼油制剂的原料常见于鲭鱼、金枪鱼、比目鱼、鲑鱼、鳕鱼等，一般还会添加少量维生素E起到抗氧化的作用。

鱼油的主要生理活性成分是ω-3多不饱和脂肪酸，其中的DHA和EPA的质量分数可以达到25%～35%，它可以协调人体的自身免疫系统，降低人体内肿瘤坏死因子和IL-1的产生，增加IL-10的产生，诱导肿瘤细胞的凋亡，在英美等一些发达国家中，已被用来辅助治疗肿瘤。另外，研究显示，ω-3脂肪酸对癌症患者术后的多种生理功能恢复有益，它能够有效减轻胃肠道恶性肿瘤患者术后的炎症反应，利于肠蠕动功能的恢复，减少术后并发症的发生，促进胃肠肿瘤患者术后康复。

所以对于康复期癌症患者来说，鱼油是个不错的保健品，尤其适用于胃肠道肿瘤、高脂血症、记忆力减退及免疫功能障碍的患者。一般认为普通成人每天200毫克DHA即可（不吃鱼的人一天1克鱼油），每天3克以内的鱼油是安全的，高剂量会增加出血倾向。但现在鱼油制剂市场上鱼龙混杂，不同来源的鱼油中ω-3脂肪酸配比不同，EPA和DHA含量高低不同，低纯度的鱼油水和杂质含量多，有效成分含量少，较容易冻结。所以建议选择正规大品牌产品，注意阅读产品标签上的营养成分说明，不要轻信夸大功效的产品和超范围宣传。

二、玛咖的保健功效

玛咖属十字花科独行菜属，原产于海拔3500～4500米的南美安第斯山区，是当地不可缺少的药食同源的植物。近年来，玛咖以独特的药理作用、较高的营养价值和保健功效、纯天然药用植物的特性及传统食用的安全性风靡于世界各国。玛咖于2003年引入我国云南丽江种植基地，并相继在新疆、吉林、西藏等与安第斯山脉气候相似的高海拔地区引种成功。

研究表明，玛咖具有高蛋白质、高支链氨基酸、高果糖等营养特征，并含有少量的牛磺酸成分以及具有抗氧化活性的多糖成分，还有维生素和矿物质微量元素等。

同时，玛咖还含有生物碱、玛咖酰胺、玛咖烯、芥子油苷等次生代谢物成分。芥子油苷作为玛咖中的一种重要活性物质，和其分解产物异硫氰酸酯，被认为可预防肺癌、膀胱癌、食管癌、胃肠癌、前列腺癌等多种癌症；另外芥子油苷在抗睾丸素引发的良性前列腺增生症，抗真菌、细菌方面都有较好的效果。婴幼儿、哺乳期及孕妇等不适合吃玛咖。

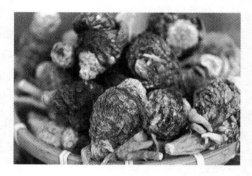

鉴于玛咖具有抗癌、抗氧化、调节情绪及改善贫血等作用，康复期癌症患者可根据自身情况，适量服用玛咖类保健品。玛咖只适合在2800 ~ 3500米的高海拔地区生长，春播冬收、一年一季，而如今，不少海拔2000多米的地区也种起了玛咖，低海拔地区温度相对较高，容易发生病虫害，且根茎容易纵向发展，喷洒农药及膨大剂在所难免，所以选择玛咖类保健品时注意选择正规大品牌，注意产品成分及产地。

三、螺旋藻的保健功效

螺旋藻原产地在墨西哥和非洲中部的乍得热带地区的碱性湖泊中，目前国内外均有大规模人工培育，主要有钝顶螺旋藻、极大螺旋藻和印度螺旋藻三种。

研究表明，低热量、低脂肪高膳食纤维高维生素膳食能抑制肿瘤生长，而螺旋藻属于低脂食品，胆固醇含量极微，所含的类脂几乎全都是重要的不饱和脂肪酸类，主要成分是γ-亚麻酸、二十二碳六烯酸（DHA）和二十碳五烯酸（EPA）；它的蛋白质含量高达60% ~ 72%，而且其所含蛋白质基本上是水溶性的，不但质量高，而且消化吸收率高；富含维生素、叶绿素及矿物质，螺旋藻的这些成分说明其具有防癌抗癌作用；螺旋藻多糖是螺旋藻藻体中碳水化合物的主要存在形式，它不能直接杀伤癌细胞，而是通过增强机体免疫力的介导作用，间接地抑制癌细胞；β-胡萝卜素具有抑制肿瘤转移、增强机体抗肿瘤免疫功能的作用，已被普遍认为是天然的防癌保护剂；螺旋藻中藻胆蛋白含量高达20%，是普通蔬菜含量的10倍以上，它对抑制癌细胞生长和促进人体细胞的新生具有重要的作用，具有防癌的良好效果；另外，抗突变和抗癌药物的作用机制与脱氧核糖核酸（DNA）的修复亦有关，螺旋藻中藻多糖、β-胡萝卜素、藻蓝蛋白均有此作用，因此螺旋藻在抗癌防癌方面显示出重要作用。

鉴于肿瘤康复期患者免疫力下降，易出现贫血、营养不良等症状，可适当服用螺旋藻类保健品，辅助改善机体状况，在选择上应选用正规厂家、大品牌产品。由于不同人群、不同疾病状态下使用的建议不同，故应在医生指导下正确使用。

四、峰胶的保健功效

蜂胶是蜜蜂从植物花苞及树干上采集的树胶，混入其上颚腺分泌物和蜂蜡等物质而成的一种具有芳香气味的胶状固体物质，是蜜蜂用来防护、抵御病虫害和病原微生物入侵巢房的御敌物质，同时也是作为修补巢房和内环境消毒杀菌的一种特殊物质，主要由树脂（40% ~ 55%）、蜂蜡和脂肪酸（20% ~ 30%）、挥发精油（约10%）、花粉（约5%）等成分构成。它所含成分复杂，有黄酮类、萜烯类、有机酸类、芳香性醛类、醇类、脂类及氨基酸、酶、维生素、矿物质等，这些丰富而独特的生物活性物质，使其具有抗癌、抗菌、消炎、抗氧化等多种功能，对人体有着广泛的医疗、保健作用，现已成为各国科学研究的热点，并成为新兴的保健品备受推崇。

在癌症病变过程中，氧化应激是细胞损伤的主要原因，蜂胶中至少有两类物质起到抗氧化作用，即黄酮类物质和咖啡酸酯类物质，它们具有很强的抗氧化能力，在低浓度时就能使SOD活性显著提高，可清除自由基，减少脂质过氧化物和脂褐素的生成与沉积，保护细胞膜，增强细胞活力，调节器官组织功能。所以蜂胶具有抗癌功效。蜂胶作为天然免疫刺激剂，可促进胸腺产生大量T细胞，促进脾脏产生大量淋巴细胞，具有丰富的B细胞，可分泌特殊性抗体；对骨髓、淋巴结等整个系统产生有益的影响，能强化免疫系统，增强免疫细胞的活力。故蜂胶是癌症康复期患者不错的选择。

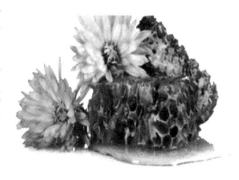

然而值得注意的是，由于蜂胶成分非常复杂，不同种类、不同来源的蜂胶中活性成分差异很大，而且实验采用的研究模型也不尽相同，这也导致实验结果并不十分一致，特别是关于蜂胶抗炎、抗肿瘤活性等分子机

制方面国内外并没有一个统一的认识。而且国内保健品监管确实存在不少问题，这也提醒人们要自觉提高防卫意识，购买蜂胶产品时一定要认准大品牌、正规厂家生产的蜂胶产品。除了掌握相关专业知识和识别FDA等标识外，特别建议购买进口蜂胶胶囊产品，一定要看包装上是否有中华人民共和国进出口检验检疫局核发的CIQ防伪标识（蜂胶液及其他蜂胶制品不在此类）。

五、姜黄素的保健功效

姜黄素是中药姜黄的主要活性成分之一，属多酚类，具有抗癌、抗氧化、抗衰老、保肝护肾等生物活性，并且毒性较小，但存在稳定性差、生物利用率低、水溶性差和颜色深等缺点，尚未开发为药物。姜黄素是一种亲脂性分子，可以迅速渗透细胞膜，诱导细胞凋亡。

姜黄素的抗癌作用已引起全世界的广泛关注。临床Ⅰ、Ⅱ期试验已经证明，姜黄素应用于人类十分安全，能发挥抗癌治疗效果，美国国立肿瘤研究所已将其列为第3代癌症化学预防药，它对多种肿瘤细胞的产生、增殖、转移均有抑制活性，如结肠癌、胃癌、肝癌、乳腺癌、前列腺癌、皮肤癌、白血病等。但姜黄素抗癌作用机制目前尚不清楚，其主要作用方式是诱导和促进肿瘤细胞的凋亡。

作为一种天然产品，人们普遍认为姜黄没有副作用，甚至临床试验也已证实每天少量消费姜黄是安全的。但如果消费方法不当，仍然可以导致一些负面影响。如姜黄素的副作用有接触性皮炎、轻度肠胃疼痛、刺激子宫收缩、增加出血风险、引起肝脏和胆囊中毒、加重胆结石等。

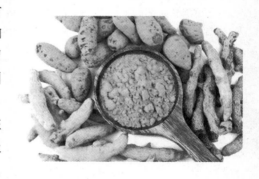

总之，目前姜黄素是国内外研究关注的热点，它的药理作用也不止本文所提及的以上几点，且姜黄来源广泛价格低廉，因此姜黄有很好的开发利用价值，应用前景广泛，随着研究的深入，相信在癌症的防治过程中必将发挥出越来越重要的作用。

六、大豆异黄酮功能

大豆异黄酮具有多种生物学作用，除了可以降低血脂、抗动脉粥样硬化、维持血管弹性、补充雌激素、改善更年期综合征症状、保护神经和抗神经退变、预防骨质疏松等以外，还具有抗癌、免疫调节、抑菌及抗炎抗氧化等作用。

流行病学调查表明，东西方国家中癌症发病率有明显差异，特别是与激素相关的癌症，如美国人的乳腺癌和前列腺癌的发病率是东南亚人的4 ~ 10倍。有资料表明，这与亚洲国家居民习惯食用大豆制品有关，亚洲国家人均消费豆制品为西方发达国家的20 ~ 50倍，西方传统饮食中一般不含大豆制品，大豆异黄酮几乎没有，提示人们的生活习惯和食物因素对癌症的发生有重要的影响。研究人员对此类疾病发病率的差异进行了病因学研究，结果发现乳腺癌、前列腺癌、结肠癌、直肠癌、胃癌以及肺癌等发生率都与大豆的摄取呈现负性相关。目前普遍认为单独服用异黄酮类保健品或配合化疗可能是一种有效的抗癌方法。

大豆异黄酮在发挥其保健功能的同时，其食用安全性评估也需引起大家注意。现有研究表明，当大豆异黄酮每天的摄入量在0.08 ~ 87 mg 范围内，人体不会发生不良反应。对于年轻女性，豆制品的摄入会微弱影响生理周期和雌性激素，但这些改变都在正常生理指标内。

七、白藜芦醇的保健功效

白藜芦醇属于非黄酮类多酚化合物，是植物（主要是种子植物）在遇到真菌感染、紫外线照射等不利条件时产生的植物防御素，对植物本身起保护作用。目前天然白藜芦醇的主要来源植物是虎杖和葡萄。

随着对白藜芦醇研究的深入，人们发现其具有广泛的药理作用，如抗癌、抗炎抗氧化、抗菌抗病毒、抗衰老、免疫调节等。此外，它还能减轻多种因素造成的组织器官损伤及具有保护肝细胞的作用。

在白藜芦醇的多种药理作用中最引人注目的是抗癌作用，表现为对肿瘤的起始、促进和发展3个阶段均有抑制作用，其通过抗炎抗氧化、抗突变、抑制自由基、诱导癌细胞的凋亡而抑制肿瘤的发生。

随着近年来发现白藜芦醇对健康有各种好处，许多媒体广泛宣传食用含白藜芦醇食物对健康有益，而含大量白藜芦醇的红葡萄酒也被广泛宣传。但是建议大家不要盲目地大剂量补充白藜芦醇，当白藜芦醇每天的摄入量超过0.5克时，人体会出现一些不良反应，而超过1克时不良反应就会更多，包括腹部不适、腹泻等，所以少量吃白藜芦醇是安全的，多吃可能对健康产生不良反应。不论是防病治病，都不应该盲目地大剂量补充白藜芦醇，也不应以此替代药品的使用，而应该在医生的指导下，正确服用相关补充品。

第七节

康复期的心理调整

心理因素在癌症的发生、发展和转归过程中具有十分重要的作用。有医学调查表明，癌症患者中约有66%患抑郁症，10%患神经衰弱症，8%患强迫症。严重的心理问题会导致约1/4的癌症患者治疗后明显存在复发转移的风险。心理干预能够有效地帮助癌症患者适应疾病、改善情绪、促进免疫功能的恢复、提高生活质量及生存率。营养不良在癌症患者中的发生率比其他任何疾病都高。肿瘤营养学新的发展方向就是通过对患者进行心理康复治疗，以帮助患者树立对抗疾病的信心，促进患者自主进食以满足机体需要，从而提高患者的营养状况。

一、心理因素对癌症康复的影响

积极的情绪是癌症康复的重要条件，癌症患者树立战胜癌症的信心，坚信自己的康复能力，积极地配合康复治疗，往往会取得良好的治疗效果。良好的心理状态可以从多方面促进癌症患者的康复。

① 主动配合各种必要的治疗措施，完成所需的疗程，从而提高癌症的治疗效果。

② 从思想上正确对待癌症这一难治之症，提高自己的生存质量。

③ 癌症病例的良好心理状态使患者情绪振奋，具有与癌症拼搏斗争的奋发精神。

④ 积极情绪可有效地调节机体神经内分泌系统的功能，从而抑制或延缓癌症的发展。

⑤ 良好的心理状态，还可以通过中枢神经的调节而增强机体的免疫功能，减轻或阻止放疗、化疗所引起的免疫功能抑制，提高机体的抗癌免疫能力，促进癌症患者的康复。

二、癌症患者的心理康复治疗

1.改善认知

（1）改善癌症患者错误认识的步骤

第一步：家属应尽可能多地与患者进行交谈，全面深入地了解患者的心理及内心苦楚等。

第二步：找出患者不正确的认知，包括患者对预后不正确的推测；对治疗效果及副作用等不正确的评价；对自身存在价值不良的认识进行纠正。

（2）改善患者不良认知的方法

① 教育。向患者介绍有关疾病、治疗、预后的知识，给予患者强有力的社会支持，改变其不良情绪对身心状况的影响。

② 认知重建。帮助患者改变各种不正确的认知和生活态度，纠正各种消极作用的语言。

③ 语言重建。语言重建是指用具有积极作用的语言来代替具有消极作用的语言。

④ 角色互换。不应一味地支持患者的观点，可让患者站在对方（亲属、义务工作者）的位置上，考虑对方的感受。

2.自我调节

（1）坚定信心

在癌症治疗的过程中，家属应鼓励患者坚定战胜疾病的信心。癌症患者如果能坚定信心，及时调整心理状态，积极乐观，则可以有效地缓解病情。

（2）宣泄内心苦闷

应尽量使患者了解不良情绪对癌症的康复有害无益，让患者及时倾诉自己的痛苦与烦闷，使不良情绪释放出来。

（3）放松心情

患者应进行放松训练。通过身心的放松，排除外界干扰，调节神经内分泌活动。

（4）参加文体活动

应尽量督促患者参加各种人际交往，尤其是应积极参加各种集体性娱乐活动，在这些集体活动中与好友交往，交流自己抗病的经验，从中得到鼓励和帮助，鼓足勇气战胜疾病。

3.心理治疗

癌症患者发病后的心理变化与躯体的病理生理改变相互影响且互为因果。心理治疗可帮助患者解除精神痛苦、去除心理障碍、树立治疗疾病的信心、积极配合治疗、促进病情好转，对于癌症患者的康复具有重要意义。

（1）支持疏导疗法

由医务人员耐心倾听癌症患者陈述病情、安慰疏导、分析启发、支持鼓励或说服劝告等，使患者从疾病的痛苦、悲观、焦虑中解脱出来，摆脱不良心理因素的影响，以促进癌症的康复。

（2）集体疗法

开展集体讨论，帮助久治不愈并同时存在心情沮丧的患者克服抑郁情绪，树立战胜疾病的信心。

（3）行为疗法

通过学习和训练来改掉不利于癌症康复的旧习惯，使其高速规范自我行为，从而形成有利于癌症康复的新习惯。癌症患者的行为疗法，要求患者了解有关癌症的一些知识，克服悲观情绪，树立战胜疾病的信心，认识不良习惯、异常行为对自身健康的危害，以及良好的新习惯、正常行为对疾病控制的重要性，从而使患者能积极主动地调整规范自我行为。

（4）放松疗法

利用渐进的身心放松法、音乐治疗、打太极拳等方式，或鼓励患者观看轻松、愉快的文艺演出，解除其心理上的压力，缓和精神紧张，克服情绪上的波动，促进患者的康复。

（5）音乐疗法

选择正确的音乐既能消除患者的不良体验，也能扩大其能享受到的感觉和体验的领域，还能使听音乐过程中出现的思维结构得以提高。音乐疗法能促进人的身心健康，提高生存质量，在康复医学中发挥着越来越重要的作用。尤其是应用在那些对音乐较爱好或擅长的患者中更为明显，因为他们对音乐敏感，这样才能取得满意效果。

4.社会干预

癌症的发生、发展与社会因素有着密切的关系，家人及社会的支持在癌症患者的康复中具有重要意义。

① 家属应帮助患者正确处理生活中的各种应激事件，避免强大的精神刺激给患者心理上造成巨大压力。对于一些不幸消息，家属应尽量采取有效的保护措施，避免让患者知道。

② 保持协调的人际关系，帮助患者积极、正确地处理生活中的各种关系。

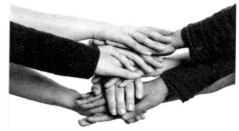

③ 纠正患者不良的行为、个性。癌症患者大多数具有不良的个性，如压抑、依赖等。对于患者的不良个性，家属应及时指出并矫正。

④ 建立和谐的家庭关系，正确地处理家庭中的各种矛盾。对于各种家庭矛盾应及时解决，避免其激化，最好做到矛盾不过夜。

⑤ 积极与社会接触，参加社会及文体活动。

第八节

康复期的运动计划

运动可以提高很多慢性疾病患者的生活质量、降低各种疾病的病死率，更有证据表明，运动或躯体活动有利于癌症患者恢复。在癌症患者康复过程中，体育锻炼是不可缺少的重要手段。其主要目的在于尽快提高和促进患者各种功能的康复。癌症患者往往因接受一些治疗而限制了身体的正常活动，使机体或机体的某些部位得不到应有的锻炼，出现肌肉萎缩、关节僵直、组织退化，一些器官和系统出现功能减退。因而有意识地进行适当的体育锻炼是很有必要的。但在体育锻炼时应掌握好运动的负荷和节奏，合理安排锻炼时间，进行特殊锻炼须由专业人员指导，防止意外受伤。

适当的体育锻炼能对机体多个系统产生影响，从而预防癌症的发生和促进癌症患者的康复。全身性的有氧运动作为一种减轻癌症患者躯体和心理社会症状的治疗性干预措施，已经越来越多地被运用。提倡定期、适度的运动，对患者生活质量的各个方面都有益处。

一、运动带来的益处

1.改善机体代谢，减轻临床症状

运动可加快体脂代谢，降低机体脂肪含量并增加非脂肪组织（瘦体组织）含量。有氧健身运动可使人体内血红蛋白量增多，促进组织新陈代谢，加快体循环使体内有害物质排出，从而减少了体内致病、致癌因子。有氧运动可提高机体的抗氧化能力，改善机体的免疫功能。定期进行有氧运动还能使人产生轻度疲劳感，加快入睡，促进深度睡眠，改善睡眠质量。

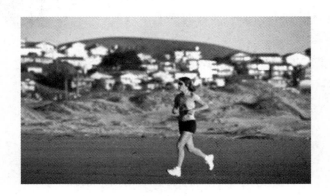

2.调节心理压力

有氧运动可以通过心理和生理的因素来促进身体康复，包括减少心率和血压，增加自主活动，减少激素及大脑压力和焦虑相关的物质等。不少研究说明有氧运动可以帮助促进心理压力的转移，自尊感的增强，生活自主性的提高，疲劳、焦虑、沮丧等情绪的改善，以及异常心理状况的减少。

3.缓解放化疗引起的症状和体征

运动能改善癌症患者的疲劳症状。运动时，机体神经系统产生微电刺激，这种刺激能缓解肌肉紧张和精神抑郁，而且能使大脑皮质放松，减轻心理紧张。恶心是癌症化疗时常见的不良反应之一，而运动可以减少恶心的发生。运动可以被视为一种非药物性的行为干预形式，类似于系统性松弛和放松疗法，可以与止吐药物同时或不同时使用。

4.增强社会支持

在运动中，尤其是群体运动中病友之间的相互鼓励和倾诉，可提升患者的自尊和生存价值；并可感受到来自家庭、朋友以外的社会支持，从而减少社会孤立感，增加战胜疾病的信心。

二、运动计划建议

① 先请医师较全面地检查一次身体，做到充分了解自己。

② 运动锻炼要坚持循序渐进原则：手术后，首先是日常生活能力锻炼，若不能下床可在床上做肢体和翻身动作，或者适当按摩、擦背等，以后随体力增加逐渐进行其他形式的锻炼，如散步、做体操（含医疗体操）、打太极拳、舞剑、慢跑等。可根据自己的情况，选择喜欢、适合自己身体状况的运动项目。避免过于剧烈的身体锻炼或户外运动，而且也要尽量减少参与器械性的锻炼项目。

③ 运动时间及强度：按照世界癌症研究基金会（WCRF）和美国癌症研究所（AICR）对普通人群提出的防癌建议，每天至少进行30分钟中强度的身体活动（相当于快走），随着身体适应能力增加，适当增加活动的时间和强度，即60分钟或以上的中等强度或30分钟或以上的重度身体活动，认为中等程度的身体活动可以容易地融入日常生活中。以走步为例，在上下班路上、出门办事或在学校都可以快走或部分快走；在白天或晚上散步；爬楼梯而不是乘电梯。另外，骑自行车、游泳、打太极拳、做健身操等均是很好的有氧运动。每周进行3～5次运动，每次大约30分钟。可视自身的实际情况，在运动或锻炼期间多次中途休息。运动强度以轻微出汗、心率增加、自我感觉舒适为宜。一般认为参与运动时的心率为60%的最大心率或最大摄氧量心率，即中等强度运动，该强度运动能改善代谢和心血管功能。既能获得较好的运动效果，又能确保安全的心率称为靶心率。可根据年龄计算靶心率，即60%最大耗氧量时的心率（次/分）=170-年龄（岁）。常见运动强度分级见表6-2。

在运动前后，注意观察患者的食欲、睡眠、运动、欲望、排汗量，有无疲乏感、心悸、气短、头疼、腰腿疼等。如果运动后，自我感觉精力充沛、心情愉快、睡眠及食欲好，没有心悸、气短等情况，虽有疲劳感，经休息后可恢复正常，说明运动量适宜。如果感到非常疲劳，吃不下，睡不好，经休息后仍感到周身无力，甚至对运动产生厌倦感，说明运动量过大，应及时予以调整，减至合适的运动量。

表6-2 运动强度分级

运动强度	最大耗氧量心率	自我感觉
轻	20%	无运动感
低强	40%	轻微运动感
中强	60%	有运动感
强	80%	相当累，可坚持
极强	100%	非常累，受不了

④ 在参加运动的过程中，要做好自我观察，记录出现的不良反应以便调整运动方式、运动强度和运动时间。

三、癌症患者运动时的注意事项

① 癌症患者的运动应根据病情、年龄、性别、生活习惯、周围环境的特定文化等来安排。

② 如出现以下症状时，应立即停止运动：

a.心率不正常，如出现心率比日常运动时明显加快、心律不齐、心悸、心率快而后突然变慢等；

b.运动中或运动后即刻出现胸闷、气短，胸部、上臂或咽喉部疼痛或沉重感；

c.眩晕或轻度头痛、意识紊乱、出冷汗或晕厥。

③ 癌症患者在进行运动，尤其是户外运动期间，需要有人陪护。

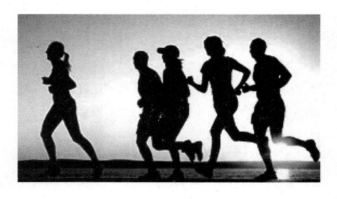

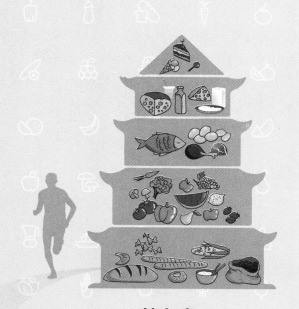

第七章

走出癌症营养防治的误区

误区一

癌症是无法预防的

您可能听说过某些家庭因亲人患癌症而导致人财两空的事情，大家都是谈"癌"色变。其实世界卫生组织早就提出三个1/3的观念，即1/3的癌症是可以预防的，1/3的癌症如早期发现是可以治愈的，1/3的癌症通过治疗可以减轻痛苦、延长寿命。而我国在古代就提出"上医者善治无病"，提倡用合理的养生将疾病扼杀在萌芽阶段。如同所有慢性疾病一样，癌症预防也可以分为一级预防、二级预防、三级预防。

一、一级预防

癌症的一级预防就是消除各种致癌、促癌因素，让健康人不得癌症。

1.绝不吸烟

烟焦油中含有苯丙芘、多环芳香烃、酚类、亚硝胺等多种致癌物质。当您在烟雾缭绕中飘飘欲仙时，吸进去的是什么？是焦油！就像烟囱里滴出的那种又黏又黑的东西。您的支气管和肺可绝对不是烟囱和煤球炉，长期慢性刺激，不癌变才怪。从咽、喉、食管到肺，所有被熏到的地方都有可能发生癌变。而且许多其他不直接烟熏的部位，比如胃、胰腺发生肿瘤的危险性也可增高。

2.正确的饮食结构、加工方法和饮食习惯

在1991年4月召开的第一届国际营养与肿瘤学术会议上，英国肿瘤流行病专家R. Doll指出，合理膳食可减少90%胃癌和结肠癌，20%子宫内膜癌、胆囊癌、胰腺癌、宫颈癌、口腔癌、咽癌和食管癌的死亡率，并可降低10%的癌症总死亡率。美国饮食、营养及癌症委员会的调查表明，结肠癌、乳腺癌、食管癌、胃癌和肝癌是与不良的饮食习惯关系最密切的癌症。我国有成语"病从口入"，这也说明了癌症与饮食的重要关系。

3.正确的加工方法以及饮食习惯

除了注意饮食无污染，以及各种要素的合理搭配之外，正确的加工方法以及饮

食习惯对于预防癌症也是非常重要的。

二、二级预防

其目标是防止初发疾病的发展。做到早发现、早诊断、早治疗，以阻止或减缓疾病的发展。

1.重视癌症危险信号

① 体表或表浅可触及的肿块逐渐增大，久治不愈的浅表溃疡。

② 黑痣、疣短期内增大、色泽加深、脱毛、痒、破溃等。

③ 鼻衄、鼻咽分泌物带血。

④ 持续性咳嗽，痰中带血。

⑤ 吞咽食物时有胸骨不适感乃至哽噎感。

⑥ 持续性消化异常，或食后上腹部有饱胀感。

⑦ 大便潜血、便血、血尿。

⑧ 原因不明的体重减轻。

⑨ 月经期外或绝经期后的不规则阴道出血，特别是接触性出血。

2.早筛查

对有癌症家族史，或者地方性癌症高发人群，或者有明确职业暴露史的人群进行普遍检查。

3.癌症自检

对于体表可触及和可看到的部位，可定期进行自检，例如妇女的自我乳腺检查。

4.治疗癌前病变

如食管上皮重度增生，胃黏膜不典型增生、化生和萎缩性胃炎，慢性肝炎和肝硬化，结肠息肉，支气管上皮增生和化生等。

癌前病变是一个细胞病理学概念，是指一类具有细胞不典型性和分化异常的增生性病变。癌前病变具有发展成肿瘤细胞的潜在趋势。但是，癌前病变仍然属于良性病变，并且可以停止发展，甚至逆转。总体来说，大部分癌前病变发展极其缓慢，仅有部分病例进一步恶化，发展成癌症。

三、三级预防

其目标是防止病情恶化，导致残疾。应采取多学科综合诊断和治疗，正确选择合理及最佳诊疗方案，以尽早消灭癌症，尽量恢复功能，促进康复，延年益寿，提高患者生活质量，甚至重返社会。

误区二

常吃碱性食品，预防癌症发生

人们认为常常吃肉、蛋、谷物及坚果等时，机体容易形成酸性体质，导致癌症及肥胖、心脏病等疾病的发生，认为多吃蔬菜、水果等碱性食物好，能够预防癌症的发生。这种观点是片面的，并没有充分的科学依据。

认为机体的酸碱体质本身就是不科学的，人体内的酸性和碱性永远处于一个动态平衡的状态。另外，酸性和碱性食物，是根据食物燃烧后所得的灰分性质划分的，而不是依据其在体内形成酸性及碱性物质分类的。正常情况下，酸碱物质在体内的浓度是不断变化的，但是人体会通过肾脏、呼吸系统等对其进行及时的自我调节，以维持机体正常的酸碱度。所以人体一般不会受摄入食物的影响而导致酸碱性的改变。

常吃蔬菜和水果能够预防癌症及多种慢性疾病的发生，是由于它们富含各类维生素、矿物质、膳食纤维和植物化学物质。而大量吃动物性食物容易导致能量、饱和脂肪酸、胆固醇等摄入超量，部分矿物质、维生素和膳食纤维不足，从而导致罹患癌症及肥胖等风险增高。这些与食物本身的酸碱性是无关的。

预防癌症的发生，还是需要注意均衡饮食、讲求食物多样化、保证荤素合理搭配才是关键。不能片面地追求多吃碱性食物，不吃酸性食物。长此以往，不利于身体健康，更容易发病。

误区三

癌症晚期，治疗没有意义

癌症晚期，治疗没有意义这种说法当然是不对的，我们以临床上最常见的肺癌为例，分析这种误区存在的原因，并基于这些原因给出对策。

（1）多数肺癌患者获得诊断时已到了疾病晚期

一般来说，肺癌的早期发现多依赖于健康检查。在我国，由于经济条件的影响，以及人们健康意识的滞后，定期健康检查还远未达到普及程度。早期肺癌大多没有临床症状，或者因为所出现的症状没有特异性，被当成感冒、支气管炎等而延误就诊。因此，大多数肺癌患者在获得确诊时都已处于晚期阶段了，往往已失去手术根治机会。部分患者，虽然还能手术治疗，也多不可能单纯地通过手术而根治，往往也需要辅助化疗或放疗。

（2）很多晚期肺癌患者得不到最后的病因治疗

受目前人们的健康常识所限，很多情况下，癌症患者及其家人未能积极主动地寻求最合适的治疗方案。就诊时，如果医生告诉患者或其家人，还可以手术治疗，多数人还会接受手术治疗。但如果告知已经到了晚期不宜手术，或因为心肺功能等因素不能承受手术治疗时，很多人往往按自己的理解不愿接受或甚至排斥化疗或放疗等病因治疗方案。因此，一些患者，就在家人的决定下被放弃了有可能延长生命的最后机会。

（3）晚期肺癌患者的家人可能会放弃化疗或放疗

在确诊为肺癌时，医生一般会先告知患者家人，并与其先商议初步治疗方案。这样做可以避免患者骤然受到直接的心理打击，但也会带来另外一个问题，即在选择治疗方案时也受到家人对疾病认识程度的影响。很多家人往往会选择对患者隐瞒诊断结果，有时甚至为了更有效地隐瞒病情，直接放弃化疗和放疗等病因治疗。

患者家人选择放弃最后治疗的理由归纳起来大致上有以下几点：①如果不能做手术，肺癌不可能治愈了，死亡是迟早的事，化疗或放疗的意义不大；②化疗和放疗都需要很强大的经济支持力，因为经济原因不得不放弃化疗和放疗；③化疗副作用大，担心患者不能承受；④患者了解真实病情以后，心理负担重，有可能加速患者的死亡。

很多患者及其家人，都认为患了肺癌以后，除了做手术，其他治疗没什么意义，接受化疗死亡来得更快。可实际情况是否如此呢？

从世界各地的近期临床研究结果来看，小细胞肺癌联合化疗的缓解率（RR）已由30年前的20% ~ 40%提高到80% ~ 90%以上，甚至临床治愈率（CR）可达30% ~ 40%。而在非小细胞肺癌化疗化疗方面，集中到以NP、GP、TP和DP四种治疗方案为主，化疗的敏感性也由20世纪70年代联合化疗的缓解率15% ~ 20%，提高到目前的20%～40%。特别是近年来新药培美曲塞和新靶向治疗药物吉非替尼等的问世，为非小细胞肺癌的化疗提供了新的选择方法。在优势人群中，PP方案和吉非替尼等靶向治疗可以使肺腺癌的缓解率达到50%～70%以上。而且，在肺癌化疗缓解后，患者的临床症状也同时缓解。另外一部分患者虽然肿瘤没有因为化疗而缩小，但病情得到稳定，真正完全无效的患者不超过20%。

从总体生存期来看，诊断为晚期肺癌以后，不采用有效的病因治疗，其中位生存时间为3～6个月。而诊断以后经积极的化疗和放疗，中位生存时间一般可达8～10个月。而根据最近的资料统计，诊断为晚期（临床Ⅲ和Ⅳ期）肺癌以后，如果以采用化疗为主的综合治疗，患者中位生存时间在小细胞肺癌中可达11～12个月，而在非小细胞肺癌则中可达15个月以上。

由此可见，肺癌同其他慢性病一样，采取有效的治疗可以提高患者的生活质量，也可以在一定程度上控制病情的发展。积极治疗和消极等待结果大不一样。那种简单地将肺癌归于绝症而放弃化疗的观念，至少是停留在30年以前的水平。

误区四

天天吃抗癌食物，就能远离癌症

常常会看到一些有关利用食物防癌抗癌的文章，内容甚至还详细介绍了各种食物防癌抗癌的成分和机制，看似有理有据，让人信服，但食物防癌抗癌真的有这么神奇吗？

肿瘤是在各种致癌因素，如遗传、环境污染、不良生活习惯、不良饮食结构、化学因素、物理因素或生物因素等长期综合作用下，自身正常细胞发生癌变，异常增殖、增生，形成块状组织而成。所以妄想单一依靠食用哪种食物可以防癌抗癌的说法，不可尽信。

例如，用胡萝卜、白萝卜、红番茄三种食物煮汤而成的所谓"三物汤"，能否起到防癌抗癌作用？"三物汤"中富含茄红素，这是蔬菜中天然存在的一种类胡萝卜素，有抗氧化、清除自由基、抗衰老和提高人体免疫力等作用，对人体健康有好处，有一定的防癌作用。但如果普通人或肿瘤患者意图仅仅通过"三物汤"来预防或抗肿瘤就不可取。如果过度迷信某种食物可以防癌抗癌，盲目地吃反而会造成营养不均衡，或加重自己某种偏颇体质，致使身体的免疫能力下降，更容易致癌。

虽然有些食物在动物实验研究中被证实有一定的防癌作用，但对人体是否也一样具有防癌作用，还缺乏确切的科学依据。再者每个人的体质不一样，同样的食物有的人可吃，有的人吃多了则可能引起其他问题。如大蒜、洋葱性温燥，对于热性或阴虚火旺体质的人士来说，吃这类食物无异于火上加油，长期、大量去食用这类温燥食物，加重自己的偏颇体质，致使人体内环境失调，反而更容易致癌。

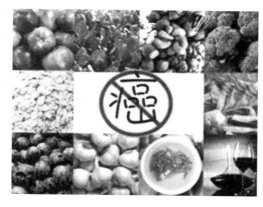

总之，建立健康生活方式最重要。

2012年中国癌症基金会在北京提出并推广的"远离癌症十二条"，其中涉及饮食防癌的有5条，另外的7条重要防癌建议是强调要远离烟草、预防感染、注重体重管理、规律身体锻炼、不滥用营养补充剂来防癌、提倡母乳喂养和心理健康。所以，如果人们日常仅仅重视饮食防癌而忽略建立健康的生活方式，其防癌效果必然要大打折扣。

想更好地防癌抗癌，大家要有健康的生活方式和养成长期坚持适量运动的习惯。如果想更好地通过食疗来辅助防治疾病，最好要事先咨询专业医师或就诊，根据自己的体质和所处疾病的不同阶段辨证食疗，切不可自己道听途说或盲目自信自当医生，结果有可能适得其反。

误区五

是癌治不好，治了也白治

这种认识是不对的。随着医疗技术的发展，癌症的治愈率已大大提高。例如，化学药物顺铂的应用，使睾丸癌的治愈率从20世纪70年代的不到70%提高到现代的96%，而化疗将患癌儿童的治愈率从60年代的约25%提高到现代的75%。晚期癌症的根治较为困难，但通过积极治疗，树立患者信心，还是可以减轻症状、延长寿命的。

《健康》杂志曾讲过一个典型的例子：有一位癌症晚期患者想在自己离开人世之前了一下自己未了的心愿，那就是修通通往山顶的一条小路，让更多的人能爬上山欣赏山上的风景。于是他每天起早贪黑去修路，一锹一锹下去，一个台阶接一个台阶修上去，就这样日复一日，他不但感觉越来越精神，而且心情也越来越好。路修成了，他也奇迹般地康复了。在癌症康复治疗中，一般要解决患者的三个问题：饮食、运动和心理治疗，心理治疗是很重要的一部分。事实证明，只有积极治疗、树立信心、保持乐观心态的人才能获得康复。

误区六

迷信偏方，放弃常规治疗

偏方是中医的一个组成部分。中医治病的原则是辨证论治，而癌症作为一种极其险恶的恶性病，它会对身体造成多种危害，加上各人的体质各异，患病后某一时期出现的证候就各不相同，因此中医就依据临床辨证将每一部位的癌症分为各种类型，比如肺癌可分为脾肺两虚型、肺热阴虚型、肺燥伤络型、气滞血瘀型、气虚血瘀型等。每一证型制方的方法不同，用药也就各异，各种证型又会在治疗过程中相互转化。尤其是晚期癌症。由于病症的危害，往往身体已极度虚弱，除了癌症的主症外，各种兼证也很多，除了按型辨证施治外，还必须根据兼证用药，某些兼症用药几剂后便会好转，这时用药也必须作出相应修改，所以，一般中医开方都是三剂一次，三剂药后经过四诊再次开方，只有这样认真细致地严格辨证用药，才能使病症得到有效控制。

此外，癌症相当复杂，很多问题尚待进一步理清，任何一个偏方验方，都还无法在几个人身上取得同样的疗效并且有的还未得到科学证实。因此，不能迷信偏方验方，而放弃正规治疗。

一、别过度迷信偏方，治疗癌症需个体化

肿瘤是需要非常专业化治疗的疾病，每种肿瘤的诊治方式都不同，即便是同种肿瘤，从早期到晚期，每个阶段的治疗方法也不同，因此癌症患者切不可偏听偏信。

手术、放疗、化疗是治疗癌症的基本手段，有些肿瘤需要手术治疗，而相当多的肿瘤患者则需要手术、化疗及放疗科学地联合治疗才能达到令人满意的效果，因此也不能盲目排斥其中某一治疗手段。

二、癌症治疗方法概述

1.外科手术治疗

用手术的方法将癌症完全切除，或大部切除，或缓解症状的姑息性手术，或作为综合治疗的一个组成部分。

2.放射治疗

对放射治疗（简称放疗）敏感或比较敏感的恶性肿瘤和其他条件适合的患者，适宜放射治疗。放射治疗分根治性放射治疗、姑息性放射治疗和减轻症状的放射治疗。放疗可作为综合治疗的－部分。放疗分体外照射和腔内照射等不同方法。放射性同位素（核素）治疗癌症也是利用放射线。

3.化学药物治疗

化学药物治疗（简称化疗）主要用于对化疗敏感的恶性肿瘤，多用于某些癌症中、晚期，也有一些恶性肿瘤如白血病、多发性骨髓瘤等以化疗为主要治疗手段。化疗经常与手术、放疗、生物治疗、中医中药适当配合，形成有计划的综合治疗。化疗对某几种恶性肿瘤能达到治愈的疗效。化学药物治疗也包括内分泌治疗。

4.中医中药治疗

用它来提高人体的免疫能力，减轻放射治疗和化学治疗的副反应，保证治疗的顺利完成。中西医结合治疗，包括手术与中药相结合对某些癌症患者，能提高疗效，改进生活质量。

误区七

手术切除肿瘤之后癌症即痊愈

把癌症发生的部位切除之后，有些癌症还可能复发。癌症病灶并不是一个行为单纯、性质单一的肿块，在绝大多数时候，我们应该把它看成是无数个具有共同特点（无限增殖、转化和转移）的细胞构成的复杂集落。

人体由 40 万亿至 60 万亿个细胞构成，这些细胞无时无刻不在进行着复杂的生化反应以及分化增殖。虽然有着亿万年演化形成的精密调控机制，但是基于其庞大的基数，总会有一些细胞会在增殖中出现变异，变异细胞中的绝大部分被身体自身的监测机制发现并清除，而那些残留下来的漏网之鱼就是癌症的罪魁祸首。

当增长到足以造成症状或被仪器检测出来时，这些小恶魔的数量往往已经可以用千万来计算了。在这无数的肿瘤细胞中，也会有一部分不安于室，想要去其他地方发展。许多身患癌症的患者接受了手术治疗，切除了原发肿瘤病灶，一段时间之后，仍然有不幸的消息传来：淋巴结、肝脏、肺出现了转移灶。对此，患者和家属都会发问：切除了肿瘤，为何还会转移？癌转移是指恶性肿瘤由原发部位播散到远处其他器官的过程，癌症所以令人生畏，严重威胁人类的生命和健康，正是因为癌细胞能够转移。经研究发现，癌转移的步骤为：①原发肿瘤的生长和增大；②侵袭周围组织并穿入淋巴管和血管；③淋巴管和血管内瘤栓形成并随淋巴液、血液而运行；④在远处器官的淋巴管或血管壁处停留；⑤穿出停留处的淋巴管和血管壁并侵袭周围组织；⑥癌细胞在此增殖、生长，转移灶形成。转移的方式有：①直接蔓延，即肿瘤从原发部位直接侵入周围组织或器官；②经淋巴转移；③经血行转移；④种植性转移，即脱落的癌细胞黏附于其他组织，形成种植性癌结节。手术终归是一种局部治疗的方法，也就是说虽然切除了原发肿瘤和周围的淋巴结，但癌细胞可以在手术前（甚至更早）、手术中、手术后转移。所以，手术切除了肿瘤，并非万事大吉。目前对癌症的治疗，仍然普遍采用手术、化疗、放疗以及中医中药等综合治疗方法。手术和放疗具有区域性治疗的性质，化疗则属全身性治疗，对转移的癌细胞，进入血液、淋巴液的癌细胞有一定的杀伤作用。因此，接受了各种手术切除的患者应根据具体情况进行放疗、化疗、定期体检，重点检查手术切除部位、肝脏、双肺、头颅、骨骼等，以尽早发现转移病灶，并采取相应的治疗措施。

综上，即使发现癌症病灶并进行手术切除，但是此时往往已经有少量癌细胞转移到了其他部位，由于数目极少，往往无法知道具体的转移部位和数量，而这些细胞本身就是与身体防御机制斗争的胜利者，具有极强的繁殖和逃避打击能力，所以即使残存数目极少，也很有可能繁殖壮大。根据来源不同，各种肿瘤的好发转移部位也不同，比如乳腺癌的常见转移部位就是脑、肺、骨骼和肝脏。

目前在肿瘤手术后往往还需要进行辅助放疗和/或化疗，就是为了最大限度地清除这些转移癌细胞以减少复发可能，遗憾的是，以目前的医学技术尚无法精确、完全地消灭转移癌细胞。

误区八

癌症常规治疗都不见效，营养治疗更无效

临床实践证明，营养不良对肿瘤患者的治疗和康复极为不利。因为无论是化疗、放疗，还是手术治疗都要求患者有一个较好的体质以耐受这些治疗方法。如果营养不良，会严重影响患者的康复，如患者手术后恢复慢、对化疗和放疗的耐受性差，免疫功能低下，引起感染甚至衰竭恶化等。因此，癌症患者应重视营养治疗。

口服营养补充（ONS）是指经口摄入一般食品以外的特殊医学用途配方食品，其作为一种常见的日常饮食外营养补充手段，广泛地应用于癌症、艾滋病等疾病患者的治疗中。

大量的研究证实ONS可以改善肿瘤患者的总体评分，减轻放化疗期间的毒副作用，预防治疗相关的体重下降和治疗中断。ONS还适用于疾病状态下的老年人，因为疾病和年龄因素造成的老年人器官功能减退，使其很难通过常规膳食满足机体对能量、蛋白质、维生素和矿物质的需求，这时候，特医食品作为口服营养补充可以有效防止老年人营养不良和肌肉减少症等。

误区九

减少营养摄入，饿死癌细胞

有些人认为如果给予患者太多的营养，癌会长得更快，不利于治疗，因此少吃饭，甚至不吃饭，采取了"饿死癌细胞"的做法。其实这种观点是不正确的。没有证据证明合理营养支持会促进癌细胞生长，相反，营养不足，会使正常细胞难以发挥生理功能，而癌细胞仍然会掠夺正常细胞的营养，癌没被饿死，饿死的只能是患者自己。

癌症本身是一种消耗性疾病，癌细胞和正常细胞竞争营养物质，使得患者体内的生化代谢异常，自体消耗增加，出现营养不良。多数患者由于疾病本身或手术、放化疗等导致食欲减退，进食减少，热量及各种营养素摄入不足，体重下降，进一步加重营养不良。癌症患者体重下降与普通饥饿引起的不同，不但有显著的体重下

降，脂肪组织和肌肉组织丢失，同时伴有机体组成成分不同程度的改变，组织器官功能异常。因此，癌症一旦发生，营养不良便伴随而至。营养不良发生率高，约半数患者在初次诊断时就存在营养不良，尤其是到了终末期营养不良发生率可高达100%，而且后果严重，大约20%的癌症患者直接死于营养不良，可以说是"饿死的"。

营养不良严重削弱患者的治疗反应，对治疗不敏感，对放化疗及手术等治疗的耐受性下降，并发症及毒副反应增多，降低患者的生活质量，缩短患者的生存时间。营养不良不仅给患者本人带来不良临床结局，而且给家庭、社会造成巨大的经济负担。

可见癌症患者更需要合理的营养，以利于保持体力，保持良好的营养状态。因此，一方面要注意食物多样化，尽量满足各种营养素的需求，不偏听偏信，不盲目忌口，必要时请营养师帮你制定一个营养均衡的饮食计划；另一方面，疾病本身和治疗都会改变患者的饮食习惯和对食物的耐受性，可根据患者病情及个体口味选择食物的品种及烹调方法。由于疾病本身，手术、放化疗等影响进食减少，甚至无法进食时，要进行营养评估，给予合理的营养支持。

癌细胞是不会被饿死的，合理的营养供给是治疗的基础，应贯穿于整个治疗过程。

误区十
不吃或少吃主食就能减少对癌细胞的供能

粮谷类是我国居民的主食，我们从主食中摄入大量碳水化合物，经过分解最终以为单糖（葡萄糖、果糖等）的形式被吸收进入血液，运送到全身细胞，作为机体的主要能量来源。

癌细胞是一群具有特殊生物学特性的细胞，增殖速度极快。正常细胞的能量来源是糖和脂肪，而癌细胞缺乏分解脂肪的酶，即使在有氧的条件下也是以糖酵解为主要供能方式。糖酵解比正常细胞有氧代谢产生能量快，消耗的葡萄糖比正常细胞多。

患者往往存在胰岛素抵抗，周围组织对糖的利用率下降，加之癌细胞的嗜"糖"性，大量的葡萄糖被癌细胞摄取，经糖酵解消耗，释放大量的乳酸运送到肝脏生成葡萄糖。其特点是产生较少的能量，却需要更多的能量生成葡萄糖，这是在荷瘤状态下的癌组织的代谢特点。也就是说尽管患者从食物中摄取了足够的能量，但由于自身细胞糖利用障碍，大量的葡糖糖被快速分裂生长的癌细胞摄取，同时消耗自身储备的蛋白质，导致患者消瘦。

由于癌细胞的代谢特点，如果不吃或少吃主食就能减少糖的生成，进而减少对癌细胞的供能？

首先，这个方法理论上可行，实际生活中却很不易做到减少甚至切断食物中碳水化合物的供给，因为碳水化合物无处不在，除了主食之外，水果、豆制品、蔬菜里面所含的碳水化合物进入人体之后，在胃肠道消化酶的作用下都可分解成葡萄糖。如果一味地减少主食的摄入，可能会导致其他的营养素缺乏。

其次，碳水化合物是人体不可缺少的营养素，人体的大脑只能利用葡萄糖供能，不能利用脂肪。人体细胞进行能量代谢必须要糖的参与，糖不仅是机体的主要供能物质和碳源；也是组成人体组织结构的重要成分，如糖蛋白参与结缔组织、软骨、骨的构成。在少吃甚至不吃主食时，机体可通过增加成糖氨基酸的糖异生产生葡萄糖，被癌细胞摄取。此过程需要消耗大量能量及自身蛋白质，导致患者营养不良，肌肉组织减少，细胞结构受损，组织器官功能异常甚至衰竭。

因此我们不能通过不吃主食来减少癌细胞的能量供给，要考虑癌症的发展程度、类型、部位及患者的全身情况，在确定总能量的前提下，尽量选用血糖生成指数低的主食，还可选用含水溶性膳食纤维较多的蔬菜和水果，从而达到延缓血糖的升高，减少癌细胞的能量供给，同时保证机体的能量需要。

误区十一

食用大量补品有利于癌症患者康复

很多患者的在治疗过程中，除了进行常规的手术、放疗、化疗等外，会选择食用补品，期望达到增强体质、促进康复的作用。

有不少的家属会让患者尝试各种不同的补品，想通过服用补品，战胜癌症。首先要明确，补品不能代替正规的治疗。中国有"人参杀人无过，大黄救人无功"的古训。癌症患者是不能随便服用补品的，在常见的补品中就有一些是不适合患者服用的，如蜂王浆、胎盘粉、西洋参等，它含有大量雌激素，乳腺癌、妇科癌症是激素相关性癌症，额外增加雌激素会加速癌细胞生长、转移。

传统中医认为，人体由于先天遗传因素及后天环境的影响，体质各不相同，出现阴阳失衡的表现也各不相同，而食物的性状也不尽相同，由于对自身的体质以及进补食品的性状缺乏了解，往往盲目进补，认为病了就是虚，虚了就要补，补得越多越好，结果非但不能促康复，反而因为进补不当，而使体质下降甚至导致疾病加重，得不偿失。另外，进食过多高热量的食物，可进一步加剧代谢紊乱，加重或导致高血糖、高脂血症、脂肪肝、肥胖等。营养过剩会导致体重增加，堆积的脂肪使体内雌激素水平升高，对乳腺癌患者预后不利。

除了吃补品外，补充维生素以及钙、鱼肝油、蛋白粉等各种营养素的现象非常普遍。目前关于补充单一营养素能否减少患者复发的数据很少，而且单一补充某一种营养素时，会加重身体负担，会影响另一些营养素的吸收。如补充过量的钙，会影响铁的吸收，增加进展性前列腺癌的风险。蛋白粉根据来源不同分为大豆蛋白和乳清蛋白，各适合不同患者。如大豆蛋白适合肝病患者，补充乳清蛋白就会适得其反，加重病情。热量摄入不足时，单纯补充蛋白粉，蛋白质在体内用来提供能量，而不是促进蛋白质合成。盲目补充蛋白粉过量还会加重肾脏负担，导致肾功能不全。

有充分证据证明天然食物中某些营养素如维生素A、维生素D、维生素E及植物化合物有预防癌症的作用，因此，可以通过食用天然食物补充这些营养素，如每周可以吃2～3次鱼，每周总摄入量不低于300～350克，就没必要额外补充维生素A和维生素D。

因此，均衡营养最重要，不要自作主张，随意进补，一定要咨询医生，根据膳食调查、人体测量、生化检测等进行营养评估，决定是否需要进补以及怎么补。定期复查，调整营养方案。

误区十二

可以放弃正规治疗，尝试广告宣传的新疗法和新药

癌症治疗过程较长，患者往往救治心情急迫，面对各种"新疗法"、"新药"时，不惜重金一试。医疗保健领域的各种各样的虚假广告，利用人们对死亡的恐惧

以及强烈的求生愿望，精心编造生灵活现的"病例"，给人以美好的愿望，即使有患者怀疑可信度，也不知如何辨别。听信这些宣传接受治疗后，不但造成经济损失，而且耽误治疗，贻误病情。

目前，几乎没有一种癌症是可以依靠单一方法治愈的，通常需要多种方法联合治疗，包括手术、放疗、化疗、生物治疗、靶向治疗及营养治疗等，不存在治愈癌症的特效药物。

抗癌药物属于处方药，仅可以在医学、药学专业刊物上介绍，但不得在大众传播媒介发布广告或者以其他方式进行广告宣传。药品广告必须有食品药品监督管理部门批准，并发给药品广告批准文号，否则不得发布。但是，经常可以看到报纸上登出某种药物，说在某医院有专家做临床试验，疗效特别好，副作用少，或者标着"国家发明专利"、"科学技术奖励""治癌神药""癌症克星"等。这些报纸往往都是非正规出版，在医院门口、马路边散发。

还有所谓的"国外抗癌新药"，大都是在国外尚处于临床试验阶段，结果如何尚未知，我国药品食品监督局也未批准该药进口。任何药物只有通过临床试验，才能获准上市，而临床试验药物不能进行广告宣传。临床可用的药物都可到药品监督管理部门进行查询。

在世界各国科学界的辛勤努力下，癌症的预防及治疗方面取得了一些进展，各类抗癌新药、新产品也不断研发生产。一旦患了癌症，不要轻信广告，耽误诊治，一定要到肿瘤专科医院或综合医院的肿瘤专科进行正规治疗。

误区十三

癌症患者多喝汤才能补充营养

在传统的观念中，很多人都认为多喝汤就能补充营养，煲汤"大补"，精华都在汤里，患者喝汤就可以，其他可以不吃，因而去煲各种营养汤，如乌鸡汤、牛尾汤、海参汤、猪蹄汤等为患者补充营养。

事实上，在煲汤的过程中食物的营养成分，只有一小部分会融到汤里，并且会受到盐浓度和煮汤时间的影响。经科学测试，汤里的营养成分很少，汤的营养只有原料的5%～10%，汤里主要是较多的脂肪、非蛋白氮、嘌呤、肌酐、少量游离氨基酸。也就是说，大部分的营养物质（特别是蛋白质）都在肉里面。可见，汤不是良好的营养来源。

多喝汤，不吃肉，导致了蛋白质的摄入不足。蛋白质是一切生命的物质基础，除了可以和碳水化合物、脂肪共同提供能量外，主要参与多种生理功能，维持细胞组织生长、更新和修复。正常情况下，成人体内的蛋白质处于不断分解和合成的动态平衡中，每天约有3%的蛋白质自我更新，摄入足量的蛋白质是机体正常运作和修复的前提。癌症患者机体的蛋白质合成和分解都增加，分解大于合成，导致骨骼肌减少，机体功能减退。可见蛋白质对于患者是很重要的物质，因此，最好汤和肉一起吃。

人体的胃容量是有限度的，如果大量地喝汤，可能影响其他食物的摄入。癌症是一种消耗性疾病，患者的能量代谢大多处于高代谢状态，能量消耗增加，各种营养素的需求增加，蛋白质分解增加，出现消瘦，体重下降。在治疗的过程中，手术、放疗、化疗后引起的厌食、味觉减退、腹胀、腹泻等一系列并发症，加重了营养不良。因此大量喝汤导致其他食物的摄入更少，最终导致机体热量摄入不足，蛋白质、脂肪、碳水化合物及各种维生素、微量元素摄入不足，对患者来说，无疑是雪上加霜。

当然，汤是可以喝的。对于胃肠、腹部施行了大手术后的患者，早期可以喝汤，如鲫鱼汤、老鸭汤等，但是汤的热量低不宜常长期食用。对于发热、咀嚼功能差、缺乏食欲、消化功能差的患者，可以将各种食材，如馒头、米饭、肉类、奶类、蔬菜等制熟后混合粉碎，加入温开水或煲汤食用。食物的种类及数量的选择，可咨询营养师。能量需求不足时，还可加入肠内营养制剂，在不增加液体量的情况下，保证能量及各种营养素的充足。维持患者的体重，避免瘦体组织的丢失，稳定代谢内环境，有利于治疗及生活质量的提高。

误区十四

癌症患者，治疗饮酒两不误

在中国，自古以来对于饮酒就甚为讲究，有饮酒养生之说法。但是，流行病学证实，长期饮酒是导致口腔、咽喉、食管发生肿瘤的危险因素之一，也是导致肝癌的病因之一。除此之外长期饮酒还会增加罹患结肠癌、乳腺癌、肺癌、肾癌、膀胱癌、前列腺癌、卵巢癌的危险性。

酒中的乙醇本身不是一种直接致癌物质，它在体内代谢产物乙醛可以促进癌症的发生和发展。长期饮酒导致胃酸分泌减少，肠道菌群失调，导致屏障保护作用减弱，肠道黏膜通透性增加，易于细菌释放内毒素进入血液。乙醇作为溶剂可增强致癌化合物向黏膜的渗透，协助致癌物质直接损伤细胞。另外，乙醇可使食欲下降，加之其对肠道和胰腺的毒性作用导致吸收不良，使营养不良加重。在动物实验中，科学家们发现，乙醇的长期摄入可抑制动物体内的免疫活性细胞，从而产生机体免疫系统的抑制。

长期饮酒导致癌症发生的作用和风险得到研究者的广泛肯定。很多患者明知故犯，但还是抱着侥幸心理饮酒。如果无法避免，建议饮酒要限量，男性饮酒不超过2份，女性不超过1份（每份酒精10～15克，即相当于啤酒280毫升，红酒125毫升，白酒25毫升）。

但是对于癌症患者，鉴于饮酒的危害，无论从是预防还是治疗的角度来说，都不建议饮酒。

误区十五

癌症患者要多休息，少运动

适当的运动是强身健体、延年益寿的有效方法。生命在于运动，揭示了生命的一条规律——动则不衰，可见运动对生命是多么重要。

癌症患者患者能运动吗？许多患者都会选择静养，不运动，这可能有以下几方面原因：患者经过手术、化疗、放疗后，身体虚弱、身心疲惫，不愿运动；认为运动要消耗能量，降低免疫力，加快血液循环，有可能导致癌细胞扩散，使病情进一步恶化；患者及家属认为要精调细养，天天卧床休息，大门不出，更别提运动了；还有些患者认为反正自己患了不治之症，参加锻炼没用。这些认识都是不科学的，不可取的。

患者手术后久卧不动，不利于排痰容易继发肺部感染，容易发生血栓等并发症。因此在没有失去活动能力时，不应该长期卧床休息或整天坐在室内，应该积极起来，进行适当的运动。

运动能调节患者的身心，提升其主观能动性。适当的运动不仅能促进机体的新陈代谢，增加血液中免疫细胞，尤其是增强嗜中性粒细胞吞噬癌细胞和病毒、细菌的功能，从而提高人体免疫抗癌能力，对延长患者生命有好处，还能使患者转移注意力，缓解身体不适，精力充沛，情绪稳定，从而克服消极、悲伤等负性情绪。通过运动，不仅能改善心肺功能和消化功能，还能改善神经系统功能，提高大脑皮质的对外界刺激的适应能力，解除患者大脑皮质的紧张和焦虑，有助于休息和睡眠。

在参加运动之前，应请教医生，较全面检查一次身体做到充分了解自己，然后根据身体的情况，选择自己喜欢的、适合自己状况的运动项目。由于患者自身体质不如健康人，刚开始过度运动会出现危险，适可而止是最好的办法。

患者手术后可根据情况进行离床活动，需要家属的协助和监护，如果手术创伤较大，或是术后体力较差不能下床，可以在床上做些力所能及的肢体运动并经常翻身，利于胃肠功能的恢复，促进伤口愈合。

在康复期，如身体恢复良好，可以逐步加大运动量。在参加运动的过程中，要善于自我观察，防止出不良反应，并定期复查身体，以便调整运动方法及强度。通过科学的运动可促进患者康复，改善生活质量。

误区十六

癌症患者不可能回归社会

癌症患者在治疗和康复期间，应该属于一个特殊的社会群体，但不应该永远是一个特殊群体，应回归主流社会，尽可能和健康人一样地生活和工作，这是患者康复的最终目标，这也是我们常说的提高生活质量的重要内容之一。

随着医学技术的进步，抗癌治疗效果也不断提高。癌症的5年生存率也不断提高，生存者人数随着治疗水平的提高而快速增长。我国的癌症生存者是一个庞大的群体。康复后，完全可能恢复正常的社会工作，但是人们出于对治疗的影响和复发的风险的考虑，对于患者存在偏见，或过度同情和过度关照，让使他们无法回到社会大家庭，促使他们成为社会的弱势群体。

虽然癌症可能复发，但它并不是终身性疾病，是可以康复的。恶性肿瘤患者5年不复发就等同于痊愈。这是因为如果亚临床灶转移没有被消灭干净，经过5年的增殖，应该已经到了可以确诊的程度，如果5年后没有在发现癌细胞，就可以认为患者已经痊愈了，他们可以像正常人一样自由自在地生活。

癌症治疗的一个重要内容是心理治疗。重返社会，即回到治疗前的生活中去是一种重要的心理治疗手段。很多患者一旦发现患了癌症，就停职在家庭休息，患者家属出于关心亲人，也要求其辞职回家，结果适得其反，反而不利于患者。回到正常的生活工作中去的目的是通过正常的工作生活，转移患者对疾病的注意力，忘掉自己是癌症患者，培养自己的的兴趣，为自己设立一个目标，把注意力集中在一个感兴趣的地方，有助于康复。

每一位患者在回归社会的过程中，要根据自己的身体情况，本着条件允许、适度而为的原则，尤其应当咨询医生的意见，尽可能做一些力所能及的事情，也借此参与一些家务劳动或社会活动，这样不仅有利于身体的康复，同时也有利于心理的康复。重返工作要注意劳逸结合，太重的体力劳动、太大的工作压力、太强的职业挑战对患者都是不利因素。

癌症患者不同于其他疾病群体，他们会面对很多的压力，心理上容易产生问题，应给予更多的的人文关怀，引导和帮助他们进行康复，同时患者也需主动参与康复组织的活动，与他人进行交流沟通，以获得心理上的支持和社会或他人的帮助。癌症患者应回归社会，在社会中保持良好的人际关系和社会交往，以健康的心态踏上康复之路，走向健康的未来！

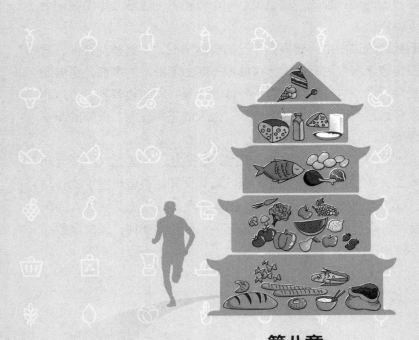

第八章

癌症食谱举例及制作

第一节

防癌食谱

根据世界癌症研究基金会出版的《食物、营养、身体活动和癌症预防》中针对普通人群的饮食防癌建议，特制订一周防癌食谱，供参考。

 星期一

早　餐　牛奶

五香蛋

麦胚面包

洋葱拌胡萝卜木耳

甜橙

午　餐　芋儿鸡

大拌菜（紫甘蓝、生菜、黄瓜）

西红柿紫菜豆腐汤

糙米饭

晚　餐　虾仁毛豆芦笋

上汤（去油）娃娃菜

小米大枣粥

蒸红薯

晚加餐　猕猴桃

 星期二

早　餐　牛奶

茶叶蛋

紫米发糕

紫甘蓝沙拉（苹果醋）

蓝莓

午餐　什锦砂锅豆腐
　　　扒菜胆
　　　心里美萝卜
　　　二米饭
晚　餐　清炖排骨海带
　　　蒜蓉西蓝花
　　　薏米莲子粥
　　　菜团子
晚加餐　小西红柿

星期三

早　餐　牛奶
　　　煮鸡蛋
　　　香葱小花卷
　　　拌金针菇菠菜
　　　柚子
午　餐　豉汁蒸鲈鱼
　　　小炒有机菜花
　　　酸辣豆腐汤
　　　紫米饭
晚　餐　姜母鸭
　　　蒜蓉油麦菜
　　　绿豆粥
　　　蒸老玉米
晚加餐　石榴

星期四

早　餐　牛奶
　　　小鹌鹑蛋
　　　全麦面包

　　　　　　　桃仁豆苗

　　　　　　　芦柑

　午　餐　北菇蒸滑仔鸡

　　　　　　　蒜蓉芥蓝

　　　　　　　鲫鱼萝卜丝汤

　　　　　　　杂粮饭

　晚　餐　肉丝苦瓜尖椒

　　　　　　　西芹白干

　　　　　　　紫米粥

　　　　　　　玉米面饼

　晚加餐　红提子

 星期五

　早　餐　牛奶

　　　　　　　香葱蒸水蛋

　　　　　　　菜团子

　　　　　　　热拌海带胡萝卜豆腐丝

　　　　　　　猕猴桃

　午　餐　三文鱼（芥末汁）

　　　　　　　玉米菜心

　　　　　　　菌菇鸡汤

　　　　　　　糙米饭

　晚　餐　小炒鸡块

　　　　　　　炝炒豌豆尖

　　　　　　　玉米渣粥

　　　　　　　蒸红薯

　晚加餐　甜橙

星期六

　早　餐　牛奶

151

五香蛋

素包子

爽口白菜彩椒

小西红柿

午　餐　鸡肉小馄饨

芝麻烧饼

小葱拌豆腐

桃仁菠菜

晚　餐　虾球西蓝花

蔬菜沙拉（紫甘蓝、圣女果、生菜）

八宝粥

蒸老玉米

晚加餐　梨

 星期日

早　餐　牛奶

煮鸡蛋

全麦面包

炝青笋条

红提

午　餐　涮羊肉

什锦蔬菜拼（豌豆尖、生菜、豆腐、

红薯、魔芋、香菇）

荞麦面

晚　餐　干烧瓦块鱼

扒芦笋

紫米粥

枣窝窝头

晚加餐　柚子

第二节

癌症患者治疗期间饮食

一般患者被诊断癌症后，都会经历手术、化疗、放疗等治疗过程。尤其是化疗、放疗经常给患者带来难以承受的痛苦，如恶心、呕吐、腹泻、便秘及血象改变、乏力等。

放疗、化疗期间饮食应遵循膳食平衡的原则，做到食物多样化，注意烹调方法，改善口味，干稀搭配，尽量选择患者耐受、想吃的食物。保证营养供给，确保治疗顺利进行。

对于化疗期间化疗反应重的患者，应遵守下列原则：

① 尊重患者的选择，想吃什么吃什么，只要吃得下去，以安全、不难受为原则。

② 应注意饮食卫生，尽量吃自制或医院提供的安全食品，少吃或不吃外购凉菜、熟食类食品，化疗期间免疫力低下，不洁食品会加重胃肠道反应。

③ 每次化疗结束后，食欲也逐渐恢复，此时应抓紧化疗间歇期好好进食，既要补充鸡、鸭、鱼、肉类，也要注意多吃蔬菜、水果，还可适当吃点动物肝类、含铁和 B 族维生素丰富的食品。增强机体免疫力，避免血象过低，为下次化疗储备能量。

针对不同的症状，可采取不同的措施。

① 食欲缺乏：厌食、味觉减退是肿瘤治疗最常见的症状之一。可通过改进烹调方法，增加食物的色、香、味增强患者的食欲，如肉类切细、炖烂，蔬菜、水果吃不下也可榨汁饮用。

② 恶心、呕吐：恶心、呕吐是化疗药物引起的早期最常见的毒性反应，给患者带来的困扰也最严重，它可能是造成患者焦虑、恐惧和不适的主要原因，所以控制或减轻呕吐十分重要，不仅可改善患者的生活质量，而且可防止患者中断化疗。对出现剧烈呕吐的患者，除了用适量止吐、保护胃黏膜的药物外，此时不必勉强进食，不想吃就不吃，以舒服为主。另可备一些白米粥、咸菜类食物，每次呕吐后抓紧进食点白米粥，可保护胃黏膜，避免胆汁吐出。化疗药治疗毕竟是短期的，用药 2 ～ 3 天后症状就会减轻或消失，待食欲恢复后再好好进补。

③ 腹胀：是因为胃肠消化能力下降或食物通过消化道的时间延长所致，也与进食的食物性质有关。可少量多餐，餐前餐后适当行走，避免吃油腻及容易产气的食物，如牛奶、碳酸饮料等。

④ 便秘：多因为缺乏膳食纤维、活动减少、进食量少有关。膳食中应增加新鲜蔬菜、水果、全谷面包、麦片等高膳食纤维食物，严重便秘者可补充膳食纤维制剂。

⑤ 腹泻：因个别化疗药物的副作用导致。开始时可进食流质类食物，如米汤、蛋黄粥等，使肠道休息。随后可逐渐增加少渣类食物，如清蒸鱼、余小丸子、龙须面条、馒头、面包等；再过渡到增加土豆、南瓜、丝瓜，直到恢复正常饮食。避免进食油腻、辛辣刺激、过冷及含纤维素多的食物。

⑥ 口腔溃疡：口腔溃疡是患者因手术、化疗、放疗造成免疫力下降，身体虚弱后的一种继发性感染，在行放疗、化疗患者中约有40%的口腔溃疡发生率。发生口腔溃疡时饮食应注意些什么呢？饮食以减轻患者进食的痛苦，又能保证患者的营养为目的，每日可补充维生素制剂。选择食物尽可能均衡、富营养；清淡，做到不过甜、过咸、过油、酸、辣、硬的食物；加工时食物应切碎制软，少放调味品。对严重的大面积溃疡患者，可将正常的鸡、鸭、鱼、肉、蔬菜、水果用食品搅拌器加工至匀浆糊状，加热放温后当正餐服食，这样既营养，又不增加进食痛苦，效果很好。

⑦ 对于进食困难、营养不良的患者，可在医生的指导下适当补充营养制剂。

第三节
癌症康复期食谱

癌症康复期一周食谱举例如下。

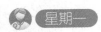 星期一

早　餐	牛奶
	蒸水蛋
	麦胚面包

洋葱拌木耳

猕猴桃

早加餐　小米辽参

午　餐　玉米炖排骨

肉末香菇豆腐

炝炒豌豆尖

米饭

加　餐　佳膳全营养粉

晚　餐　云耳炒鸭肉

上汤娃娃菜

西红柿疙瘩汤

紫薯

晚加餐　柚子

 星期二

早　餐　牛奶

五香蛋

香葱小花卷

爽口蓑衣黄瓜

小苹果

早加餐　葡萄蓝莓汁

午　餐　清炖甲鱼

小炒有机菜花

蒜蓉油麦菜

米饭

午加餐　佳膳全营养粉

晚　餐　小馄饨

芝麻烧饼

大枣桂圆羹

香菇油菜

晚加餐　甜橙

早　餐	牛奶
	煮鸡蛋
	紫米发糕
	海带胡萝卜豆腐丝
	小西红柿
早加餐	西蓝花水果汁
午　餐	泥鳅炖豆腐
	酱香肉末茄子
	菠菜炒金针菇
	米饭
午加餐	佳膳全营养粉
晚　餐	熘肝尖黄瓜木耳
	手撕包菜
	薏米莲子大枣粥
晚加餐	红提

早　餐	牛奶
	鹌鹑蛋
	素包子
	紫甘蓝沙拉（苹果醋）
	甜橙
早加餐	小米辽参
午　餐	老鸭汤
	西红柿炒蛋白
	蒜蓉西蓝花
	米饭
午加餐	佳膳全营养粉
晚　餐	虾球炒芦笋

　　　　　上汤娃娃菜

　　　　　八宝粥

　　　　　小豆包

晚加餐　小苹果

 星期五

早　餐　牛奶

　　　　　茶蛋

　　　　　全麦面包

　　　　　盐水鸭肝

　　　　　红提

早加餐　黑芝麻豆浆

午　餐　三鲜水饺

　　　　　糖醋心里美

　　　　　热拌香葱豆腐

　　　　　水饺汤

午加餐　佳膳全营养粉

晚　餐　胡萝卜龙眼蒸排骨

　　　　　蒜蓉小白菜

　　　　　小米红枣粥

　　　　　紫薯

晚加餐　猕猴桃

 星期六

早　餐　牛奶

　　　　　蒸水蛋

　　　　　枣糕

　　　　　爽口白菜心

　　　　　蓝莓

早加餐　黑豆五谷米浆

午　餐	干烧草鱼段（免辣）
	白干柿椒香菇丝
	大拌菜（紫甘蓝、生菜、黄瓜、圣女果）
	米饭
午加餐	佳膳全营养粉
晚　餐	氽丸子冬瓜西红柿
	小炒什锦菜花（胡萝卜、木耳）
	南瓜粥
	小花卷
晚加餐	石榴

星期日

早　餐	牛奶
	五香蛋
	小豆包
	蒜蓉西蓝花
	柚子
早加餐	小米辽参
午　餐	鸭血豆腐汤
	肉丝苦瓜
	醋熘白菜
	米饭
午加餐	佳膳全营养粉
晚　餐	肉丝香菇青菜面
	雪梨银耳羹
	芦笋炒百合
	红薯
晚加餐	圣女果

注：患者应根据治疗恢复情况酌情参考此食谱，如不能吃凉菜者、不能吃粗粮者等应自行调整。

第四节

食物的选择和加工

大多数肿瘤的治疗时间是短暂的，呈阶段性的。治疗结束后，应通过健康的生活方式，饮食防癌抗癌，以达到防复发防转移的目的。

很多流行病学、动物及临床试验都证明，调整饮食结构，增加蔬菜、水果、全谷类的摄入，减少致癌物和致癌物前体摄入，增加保护性食物摄入，供给平衡膳食，提高机体抵抗力，有益于防癌抗癌。

1.宜多选用的食物

（1）蘑菇类

如香菇、冬菇等，富含香菇多糖，有明显抗癌、抑癌作用。

（2）木耳类

银耳、黑木耳等，其提取物中多糖类有很强的抑癌作用。

（3）金针菇

富含多糖类、天冬氨酸、精氨酸、谷氨酸、丙氨酸及组氨酸等多种氨基酸和核苷酸，及多种微量元素和维生素，有明显的抗癌作用。

（4）鱼类

尤其是海鱼，含有丰富的锌、钙、硒、碘等元素及核酸，有利于抗癌。

（5）海参

含有海参素，对肿瘤有抑制作用。海参提取物硫酸黏多糖可明显增加脾脏重量，提高腹腔巨噬细胞吞噬功能，改善机体免疫功能。

（6）海带

含有藻酸，可促进排便，防止便秘，抑制致癌物在消化道内吸收，有防癌、抗癌功效。

（7）豆制品大豆及其制品

含有丰富的异构黄酮，对乳腺癌、结肠癌等均有明显抑制作用。

（8）莼菜

含有丰富的维生素B_{12}、天冬素、多缩戊糖及海藻多糖碱，可有效地抑制癌细胞增殖。

（9）萝卜、卷心菜、南瓜、莴笋、猕猴桃等

均含有分解、破坏亚硝胺的物质，可消除部分致癌物。

（10）茄子

含有龙葵碱，有抗癌作用。

（11）胡萝卜、菠菜、紫菜

含有大量β-胡萝卜素、维生素C等成分，经常食用可防癌、抑癌。

（12）圆白菜、菜花、西蓝花、紫甘蓝等

此类蔬菜含有丰富的维生素C、维生素E和胡萝卜素及植物化学物，具有较强的抗氧化性，可明显降低癌症的发生率。

（13）胡萝卜

胡萝卜含有大量抗氧化剂如维生素C、维生素E和维生素A以及β-胡萝卜素，能有效遏制肿瘤细胞的生长。实验证明，红黄色的蔬菜、水果含有大量的类胡萝卜素，它能在人体内转变成有利于防癌的物质，对保持健康十分重要。

（14）魔芋

魔芋具有低热量、低脂肪、高纤维素的特点，丰富的膳食纤维可及时清除体内的有害物质，减少癌症的发生。

（15）大蒜

含有大蒜素及微量元素硒，有抗癌作用，还含有某些脂溶性挥发油，可激活巨噬细胞，提高机体免疫力。

（16）葱类

富含谷胱甘肽，可与致癌物结合，有解毒功能。另外，还含有丰富的维生素C，宜经常食用。

（17）苹果

含有苹果酸、酒石酸、柠檬酸、多糖类、各种维生素、矿物质及大量纤维素和果胶，果胶可与放射性致癌物结合，使之排出体外。

（18）无花果

其果实中含有大量葡萄糖、果糖、苹果酸、枸橼酸、蛋白水解酶等，是良好的抗癌食品。

（19）大枣

含有大量环磷酸腺苷及多种维生素，可改善机体免疫功能，是抗癌佳品。

（20）茶

含有丰富的多酚、叶绿素及多种维生素，有防癌、抗癌功能。

2.忌用或少用食物

动物脂肪、虾蟹类、腌渍食物、烟熏食物、酸泡食物、罐头食品及一些辛辣刺激性调味剂。

3.宜选的蔬果汁

现介绍几款蔬果汁的加工制作。

（1）西蓝花蔬果汁

食材：西蓝花50克，红萝卜50克，菠萝100克，苹果100克，混合坚果15克。

制作：将全部食材洗净去皮一起放入调理机容杯，加适量温开水（浓度以个人接受度），搅拌均匀即可。

（2）葡萄蓝莓汁

食材：紫甘蓝50克，蓝莓60克，苹果200克，葡萄150克，混合坚果15克。

制作：将全部食材洗净一起放入调理机容杯，加适量温开水，搅拌（浓度以个人接受度）均匀即可。

（3）黑芝麻豆浆

食材：蒸熟黄豆50克，粗粮饭25克，黑芝麻10克。

制作：将全部食材一起加入调理机杯，加适量温开水（浓度以个人接受度），搅拌均匀即可。

（4）黑五谷米浆

食材：蒸熟黑豆50克，五谷饭25克，去核大枣3枚，原色冰糖10克（可不加）。

制作：将全部食材一起加入调理机杯，加适量温开水（浓度以个人接受度），搅拌均匀即可。

备注：

① 所有食物均宜洗净，注意加工卫生，血象低或肠胃不适者不宜食用。

② 浓度不宜太稀，以最大限度补充营养。

③ 需熟食的食物一定要制熟。

④ 加工好后立即食用，半小时后弃食。

第五节

科学烹调

科学烹调是指食品加工时用科学的烹调方法，能最大限度地保持食物营养。

美味佳肴不仅要有好的食材，更要有科学的烹调方法，这样才能最大限度享受美味，避免因不恰当的烹调方式对健康带来损害。生活中有哪些烹调方法会对健康产生危害呢？

① 含草酸高的食物直接烹饪。蔬菜如菠菜、芹菜、冬笋等食物中的草酸会与钙结合为钙盐，降低钙的吸收率。由于草酸溶于水，可先用水焯一下，去掉部分草酸，这样可以减少对钙吸收的影响。

② 高温炒菜。很多人炒菜时喜欢高温快炒，习惯于炝锅油冒烟了才放菜，这种做法是不科学的。高温油不但会破坏食物中的营养成分，还会产生一些过氧化物和致癌物质，故提倡低温烹调。可适当吃一些拌菜，这样既可减少营养素的损失，也可减少烹调用油。

③ 烟熏和腌制食品。烟熏和腌制动物性食品虽然是我国传统保存食物的方法，但此方法多经盐渍、风干、发酵、熏制，使用较多的食盐，同时也存在一些食品安全和健康隐患，长期食用对人体健康带来风险，应少吃这类肉制品。

④ 蔬菜长煮。因为蔬菜中的部分维生素怕热、怕煮，煮的时间越长，营养素损失越多，就是做蔬菜汤也应在水开锅后再放菜，这样可缩短蔬菜的水煮时间。

⑤ 煎蛋。鸡蛋以煮蛋、蒸蛋、炒蛋营养最佳，煎蛋尽量少吃。

⑥ 捞、煮主食。主食以蒸、炒方法较好，而捞、煮则会使食物当中的营养跑到汤里，汤容易被丢弃，营养素也因此流失了。

⑦ 烤。烤箱温度可控制在200摄氏度以下，若食材包上锡纸，局部温度能保持在100摄氏度左右，这样食物受热均匀，营养素保留较好，产生的有害物质也

少，值得推荐。但明火烧烤肉串，温度高，易产生致癌物，不提倡。

⑧煎、炸。炸猪排、炸鸡排、煎鱼等烹调方法往往更能增加食物的美味，促进食欲。不过这种烹调方法会带来更多的健康风险，应少用煎、炸等，多用蒸、煮、炖、煨、炒代替。高温油炸时，食物中的营养素会遭到破坏。食物中的蛋白质、脂肪在高温油炸或烧烤时，会产生一些具有致癌性的化合物；另外，油炸还会增加食物的脂肪含量；如果要煎炸可用淀粉上浆挂糊，以减少高温对营养素的破坏。

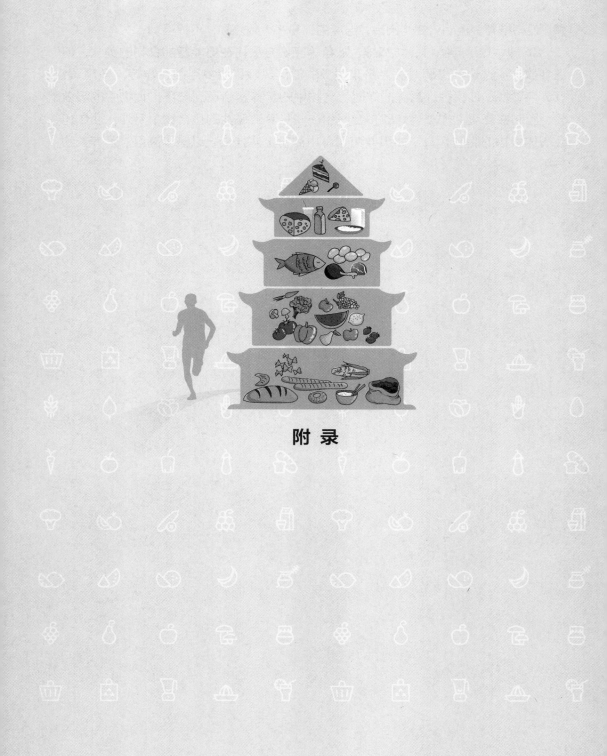

附 录

附录一
增加癌症发生风险的食物

食物	致癌因素	相关肿瘤风险
脂类（多为ω-6多不饱和脂肪酸、饱和脂肪酸、反式脂肪酸）	增加前列腺素E2（PGE2）而抑制天然杀伤（NK）细胞的活性，并可降低外围血中的β-胡萝卜素，影响机体防癌作用。如将膳食中脂肪占热能下降到≤25%，同时增加膳食纤维，可使肿瘤的死亡率下降80%	结肠癌、乳腺癌、前列腺癌、胰腺癌、卵巢癌、子宫内膜癌，并且脂肪的摄入量与结肠癌、乳腺癌发病率成正相关
霉变、腐败食品（如霉变生姜、花生、瓜子、粮油等）	霉菌毒素（如黄曲霉素、肼类、黄樟素等）	肝癌及肾、胃、肺、皮下组织肿瘤等
香肠、火腿等肉类加工制品；腌制食品如碱鱼、碱蛋、腌肉等；烘烤、煎炸、烟熏食品	硝酸盐、亚硝酸盐、亚硝胺类、多环芳烃等。如食品加工过程中形成的热解物3,4-苯并芘等，在体内可以转化为致癌物质二甲基亚硝酸胺	食管癌、胃癌、结直肠癌、肺癌、鼻咽癌
槟榔	我国云南、广西、广东部分居民有嚼槟榔的习惯。国外调查印度人女性有嚼槟榔的习惯，在这种人群中女性一般消化道肿瘤发病率高于男性	口腔癌、喉癌、食管癌和胃癌
酒精	少量酒中含有已知的痕迹量的致癌多环芳烃、石棉；大量饮酒损伤肝细胞，破坏免疫细胞功能	口腔癌、喉癌、食管癌和肝癌
烟草	烟草中的焦油含有大量的致癌物质，有诱发或促进癌细胞生长的特性。每天吸烟的支数×吸烟的烟龄，称之为"肺癌的吸烟指数"。如吸烟指数大于400就属于是肺癌的高危人群	肺癌、喉癌、食管癌、口腔癌
食品添加剂（奶油黄、胭脂红、橙黄、槐黄色素等）	人工合成色素是用化学方法从煤焦油中提取合成的，已证实某些人工色素有致癌效应	肝癌、肠癌、恶性淋巴癌
反复烧开的水	水烧的时间越久，水中无挥发性的有害物质和亚硝酸盐就会因为水的蒸发而浓缩，进入人体后生成致癌、致畸、致突变的物质，严重危害人体健康	消化道肿瘤等

附录二
防治癌症相关营养素

营养素	作用	食物来源
蛋白质	摄入过低或过高均会促进肿瘤生长，蛋白质摄入过多易引起结肠癌，摄入过低易引起食管癌和胃癌。因此，每日摄入量以70～80克为宜，占总热能的12%～15%	畜禽肉、蛋、奶、鱼类、虾类、豆类、坚果等
脂肪（ω-3多不饱和脂肪酸）	降低炎症水平、提高机体免疫力，可降低体内肿瘤坏死因子（TNF）-α和白细胞介素（IL）-1的产生，增加白细胞介素-10的产生，抑制肿瘤细胞增殖	多脂深海鱼类（鲭鱼、鲱鱼、金枪鱼、比目鱼、鲑鱼、鳕鱼）、亚麻籽油、胡麻油、牛油果、马齿苋
碳水化合物	全谷物及杂豆类能够提供更多的B族维生素、矿物质、膳食纤维及植物化合物等有益健康的营养成分。有利于降低结直肠癌、2型糖尿病、心血管疾病等与膳食有关的慢性病的发病危险，以及减少体重增加的风险。精制糖摄入量与乳腺癌发生率、胃癌死亡率呈正相关	全谷类、杂粮、薯类
维生素类［脂溶性维生素A（β-胡萝卜素、视黄醇类）、维生素D、维生素E、水溶性维生素C及B族维生素类］	抗氧化清除氧自由基、增强机体免疫反应及对肿瘤的抵抗力，降低肿瘤发生。流行病学调查指出，维生素A或β-胡萝卜素、维生素C摄入量和肿瘤如肺癌、胃癌、食管癌、膀胱癌、结肠癌等呈负相关	新鲜鱼类、动物肝脏、畜禽肉类、新鲜果蔬、深绿叶蔬菜、杂粮
矿物质、微量元素类（钙、磷、钾、钠、镁、硫铁、碘、硒、锌、钼、铬）	通过抗氧化、增强免疫功能、诱导凋亡、抑制细胞增殖和影响睾酮生成等机制降低癌症风险。钼可以减少合成亚硝胺的前体物质，降低肿瘤风险	新鲜果蔬、杂粮、谷薯类、坚果、鱼类、乳类
膳食纤维	膳食纤维与肿瘤呈负相关。缩短潜在致癌物在肠道停留时间降低结直肠癌的发病率	全麦、杂粮、叶类蔬菜、菌藻类及水果类
吲哚类及含硫有机化合物	植物中的含硫化合物，如硫代葡萄糖苷经酶解，产生异硫氰酸盐，莱菔硫烷是植物中防癌和抗癌效果最好的天然活性物质之一，可以抑制多种致癌物质诱发的肿瘤	十字花科蔬菜：花椰菜、甘蓝、西蓝花、羽衣甘蓝、芥菜、卷心菜、高丽菜、白菜等
大豆异黄酮	大豆异黄酮具有多种生物学作用，大量的流行病学研究证明大豆异黄酮不仅具有降低血脂，抗动脉粥样硬化的作用，还具有抗癌、免疫调节及抗氧化等作用	大豆及其制品、豆芽、豆腐、豆浆和豆粉等

续表

营养素	作用	食物来源
姜黄素、大蒜素	具有抗氧化、抗肿瘤等生物活性。姜黄素是一种亲脂性分子，可迅速渗透细胞膜，诱导肿瘤细胞凋亡。它对多种肿瘤细胞的产生、增殖、转移均有抑制，如结肠癌、胃癌、肝癌、乳腺癌、前列腺癌、皮肤癌、白血病等	葱属类、蒜、姜黄
白藜芦醇、儿茶素、原花青素、多酚类化合物	属非黄酮类多酚化合物，具有广泛的抗肿瘤、免疫调节等作用。其表现为对肿瘤发生的起始、促进和发展3个阶段均有抑制作用，可通过多种机制对人类肝细胞癌、乳腺癌、胃癌、肺癌、直肠癌、前列腺癌、白血病等多种肿瘤细胞产生不同程度的拮抗作用	虎杖、决明、桑树、葡萄、花生；茶、灵芝
番茄红素	番茄红素属脂溶性类胡萝卜素，具有抗氧化和增强免疫力等功能。主要表现在它能高效淬灭单线态氧及清除过氧化自由基，防止脂蛋白和DNA受到氧化破坏，从而预防癌症的发生 研究发现番茄红素可以促进前列腺癌患者肿瘤组织细胞凋亡，降低Bax蛋白的表达。对子宫癌细胞、肺癌细胞和乳腺癌细胞具有极强的抑制作用	番茄（西红柿）、西瓜、木瓜、苦瓜籽、番石榴、胡萝卜、葡萄、红色葡萄柚、草莓、柑橘、李子、柿子等果蔬
叶黄素、玉米黄素	是含氧类胡萝卜素，是构成蔬菜、水果、花卉等植物色素的主要组分。研究发现，叶黄素和玉米黄素对乳腺癌、胃癌、食管癌、口腔上皮癌等多种肿瘤具有明显的抑制作用	蛋黄、甘蓝、菠菜等深绿色叶菜、深色水果、玉米、金盏花等
蜂胶黄酮类、萜烯类、酚酸类化合物	如黄酮类化合物（槲皮素、柯因、高良姜素、山柰酚等）和酚酸类化合物（咖啡酸、阿魏酸、肉桂酸等），是天然免疫刺激剂，能强化免疫系统，增强免疫细胞的活力。具有抗菌、消炎、止痒、抗氧化、增强免疫、降血糖、降血脂、抗肿瘤等多种功能，对人体有着广泛的医疗、保健作用	蜂胶、蜂王浆等